U0230327

痴呆诊断与认知功能损害评估量表

周晓华　王　健　主编

科 学 出 版 社
北　京

内 容 简 介

本书呈现了一套阿尔茨海默病及认知功能损害研究成熟的、体例完备的临床信息采集和临床评估方法，对临床诊断、治疗效果评估、风险预测、康复措施制定及标准数据采集与数据库建立有着重要的指导意义。全书内容分为四章：第一章为受试者及共同参与者的个人信息、家族史、用药情况、健康史等信息的采集；第二章为受试者一般状况、临床痴呆评定，简明神经精神科调查问卷，老年抑郁量表、社会活动功能量表、神经系统检查结果、临床医生症状判断等操作指南；第三章为神经心理学成套量表评分；第四章为临床诊断相关量表。此外，书末附上相关的中英文术语对照。

本书可供从事痴呆和认知功能损害等相关基础性医学研究的临床医生或医务人员作为实用性的参考工具书。

图书在版编目（CIP）数据

痴呆诊断与认知功能损害评估量表 / 周晓华，王健主编．—北京：科学出版社，2022.9

ISBN 978-7-03-068204-8

Ⅰ．①痴⋯　Ⅱ．①周⋯ ②王⋯　Ⅲ．①痴呆—诊断—评定量表 ②认知功能—功能性疾病—评定量表　Ⅳ．① R749.1

中国版本图书馆 CIP 数据核字 (2021) 第 038949 号

责任编辑：郭海燕　孙　曼 / 责任校对：刘　芳

责任印制：赵　博 / 封面设计：陈　敬

科学出版社 出版

北京东黄城根北街 16 号

邮政编码：100717

http://www.sciencep.com

北京虎彩文化传播有限公司印刷

科学出版社发行　各地新华书店经销

*

2022 年 9 月第　一　版　开本：787 × 1092　1/16

2024 年 3 月第二次印刷　印张：8 1/2

字数：191 000

定价：58.00 元

（如有印装质量问题，我社负责调换）

《痴呆诊断与认知功能损害评估量表》

编　委　会

主　编　周晓华　王　健

副主编　杨　伟　任吉祥

编　委　张　影　吴东苑　李东旭　王百通　蒋　荔
张　丹　杨　鑫　李　鹤　郭海洋　王　博
马　莹　段园娜　杨子奇　张丽楠　胡云峰
曾雪元　陈　琳　向兴华　邢云飞　冷源铭
杨纪雯　车前子　雷舒扬　谢飞彪

前　　言

本书介绍了美国国家阿尔茨海默病协调中心（National Alzheimer's Coordinating Center，NACC）统一数据集UDS 3.0版的全套量表及其具体的使用和评分说明（操作指南），我们对其中部分量表进行了专家评议与修改，以便于适用中国人群的认知功能评估。除此之外，书中后记还提到了中医领域对痴呆诊断与认知研究的展望。本书呈现了一套阿尔茨海默病（Alzheimer's disease，AD）及认知功能损害（cognitive impairment）研究成熟的、体例完备的临床信息采集和临床评估方法，对临床诊断、治疗效果评估、风险预测、康复措施制定及标准数据采集与数据库建立有着重要的指导意义。采用本书第三章中的"神经心理学成套量表评分"进行认知功能评估时，临床医生或医务人员应与志愿者或受试者之间建立融洽的测试关系，相互尊重、相互关心、相互激励及保持良好的情绪状态，并且为了确保数据采集的一致性、避免数据缺失以及消除测试记忆等时间间隔差异，需严格按照编著顺序进行测试，具体量表内容请参考王健、周晓华主编的《神经心理学成套量表》。

我们的翻译和编著工作及本书的出版得益于许多人的帮助和指导。我们首先要由衷感谢美国华盛顿大学（西雅图）国家阿尔茨海默病协调中心主任 Walter A. Kukull 博士以及他的同事们，感谢他们从始至终的鼓励、合作与支持。另外，正如读者在本书多处参考资料中所见，我们获得了本书量表原始作者的授权许可与 NACC 的支持，在此致以衷心的感谢。我们特别感谢来自北京大学北京国际数据研究中心、长春中医药大学附属医院、中国中医科学院中医临床基础医学研究所、北京中日友好医院、上海交通大学附属第六人民医院、中国科学院心理研究所、首都医科大学宣武医院、吉林大学第一医院等专家们对本书内容的认证与核查提供了无私的帮助。我们还要感谢科学出版社对本书出版的大力支持。本书的出版获得了国家重点研发计划中医"治未病"辨识方法与干预技术的示范研究（2018YFC1704700）和"证-病-方"冠心病中医防治的一体化评价模式与关键技术研究（2017YFC1700406-2）的资金支持。

编　者

2020年10月

目　录

第一章

受试者相关基本信息采集

本章编写目的是采集受试者人口统计学特征等个人相关基本信息，为后续有效采集痴呆诊断和认知功能损害量表信息奠定基础。

第一节　受试者个人信息

本节介绍了 UDS 3.0 版操作指南表 A1（subject demographics）的内容，包括受试者注册阿尔茨海默病中心（Alzheimer's Disease Centers，ADC）的基本情况、一般信息、人口学信息、文化程度、社会经济信息及基本生活能力信息的采集等。

一、受试者个人信息：操作指南

<table>
<tr><td>1. 来到 ADC 的主要原因</td><td>□ 1 参加研究项目
□ 2 参加临床评估
□ 4 两者均有（既参加研究项目又参加临床评估）
□ 9 未知</td></tr>
<tr><td colspan="2">选择 1 =参加研究项目　受试者被推荐、选择，抽样或招募，或志愿成为隶属于 ADC 研究项目的参与者或直接注册为 ADC 研究的受试者。
选择 2 =参加临床评估　受试者的家庭成员、朋友、本人、医生、医护人员、雇主或关心者因为担心受试者的健康、认知、行为及运动能力而推荐他 / 她做医学评估。
选择 4 =两者均有　受试者被推荐参加研究项目和临床评估。
选择 9 =未知　受试者和（或）共同参与者无法明确回答或不愿意提供相关信息。</td></tr>
<tr><td>2a. 得知 ADC 的主要信息来源（如果答案是 1 或 2，继续回答问题 2b；否则，跳转至问题 3）</td><td>□ 1 本人
□ 2 非专业人员（配偶 / 亲戚 / 朋友 / 同事）
□ 3 ADC 参与者
□ 4 ADC 的医生、工作人员
□ 5 护士、医生及其他医护人员
□ 6 做其他研究项目的医生 / 工作人员 / 调查者［非 ADC；如阿尔茨海默病神经影像学计划（Alzheimer's disease neuroimaging initiative，ADNI）、妇女健康促进计划（women health initiative，WHI）］
□ 8 其他
□ 9 未知</td></tr>
</table>

<table>
<tr><td colspan="2">选择 1 =本人　受试者自发登记参与 ADC 研究（例如，通过一则广告、媒体呼吁、网站、新闻文章或社区活动得知 ADC 的研究项目）。
选择 2 =非专业人员　受试者通过与他 / 她的配偶或伴侣、亲戚、朋友、同事或其他非专业人员联系了解到 ADC 的研究。
选择 3 = ADC 参与者　受试者通过其他 ADC 参与者了解。
选择 4 = ADC 的医生、工作人员　受试者通过在 ADC 的工作人员了解到 ADC 的研究。
选择 5 =护士、医生及其他医护人员　受试者通过他 / 她的护士、医生或其他医护人员（初级保健人员或其他非 ADC 人员）了解到 ADC 的研究。
选择 6 =做其他研究项目的医生 / 工作人员 / 调查者　受试者在参与另一项研究时了解到 ADC［如妇女健康促进计划（WHI）、阿尔茨海默病神经影像学计划（ADNI）］。
选择 8 =其他　受试者不是通过选项 1 ~ 6 中所提及的途径而得知 ADC 的研究。
选择 9 =未知　受试者和（或）共同参与者无法明确回答或不愿意提供相关信息。</td></tr>
<tr><td>2b. 若通过非专业人员或自己获悉信息，那么获悉信息的方式是什么?</td><td>□ 1 ADC 广告活动
□ 2 新闻文章或电视节目提及的 ADC 研究
□ 3 会议或社区活动
□ 4 其他组织的宣传或网站得知［如阿尔茨海默病协会（Alzheimer's association），临床试验数据库（clinical trials.gov）网站］
□ 8 其他
□ 9 未知</td></tr>
<tr><td colspan="2">选择 1 = ADC 广告活动　受试者通过 ADC 特定广告活动了解到 ADC，如 ADC 的网站、邮件、报纸广告或社区活动介绍。
选择 2 =新闻文章或电视节目提及的 ADC 研究　受试者通过新闻报道或电视节目了解到 ADC。
选择 3 =会议或社区活动　受试者通过社区活动或会议了解到 ADC，如社区记忆行走（community memory walk）活动。
选择 4 =通过其他组织的宣传或网站得知　受试者通过其他组织（如阿尔茨海默病协会）的广告宣传了解到 ADC，如网站或媒体呼吁。
选择 8 =其他　受试者不是通过选项 1 ~ 4 中所提及的途径了解到 ADC。
选择 9 =未知　受试者和（或）共同参与者无法明确回答或不愿意提供相关信息。</td></tr>
<tr><td>3. 登记时推定的疾病状态</td><td>□ 1 病例 / 患者 / 先证者
□ 2 对照 / 正常
□ 3 无推定的疾病状态</td></tr>
<tr><td colspan="2">这个问题是指评估人员在受试者被登记到 UDS 时推定的疾病状态（无论 ADC 以前是否进行过非 UDS 的评估）。
选择 1 =病例 / 患者 / 先证者　受试者是一个在 ADC 的患者 / 先证者，或是在 UDS 初访时推定有痴呆或轻度认知功能损害（MCI）。
选择 2 =对照 / 正常　受试者被登记为认知功能正常（如与认知功能损害的患者比较），无论后续评估的最终结果如何。
选择 3 =无推定的疾病状态　受试者被登记时还未确定是否为患者或对照（如在人群筛查过程中）。</td></tr>
</table>

4. 预计参与的评估	□ 1 仅有初始评估 □ 2 纵向随访计划

选择 1 ＝仅有初始评估　受试者只登记一次评估，没有后续的随访计划。
选择 2 ＝纵向随访计划　受试者登记时表示，他 / 她将在完成初访之后，再进行一次或多次随访。

5. ADC 注册类别	□ 1 主要由 ADC 资助（临床中心 / 分区中心 / 其他 ADC 中心或项目） □ 2 主要由非 ADC 研究资助（如包括参与非 ADC 资助的额颞叶变性模块）

选择 1＝主要由 ADC 资助　受试者的登记和随访主要由 ADC 资助（如临床中心 / 分区中心 / 其他 ADC 中心或项目）。
选择 2 ＝主要由非 ADC 研究资助　受试者主要参加一个非 ADC 的研究或被非 ADC 支持的研究（如包括参与非 ADC 资助的 FTLD 研究等）。

6. 受试者出生年月	＿＿/＿＿＿＿

根据受试者（如有必要，可询问共同参与者）提供的最佳信息，以指定的数值格式填写受试者的出生年月（如 1920 年 3 月将填写“03 / 1920”）。

7. 受试者性别	□ 1 男 □ 2 女

8. 受试者报告所属人种	□ 1 亚洲人 □ 2 白人 □ 3 黑人或非裔美国人 □ 4 美洲印第安人或阿拉斯加土著人 □ 5 夏威夷土著或其他太平洋岛民 □ 50 其他（具体说明）＿＿＿＿＿＿＿＿ □ 99 未知

记录受试者是什么人种（如有必要，可询问共同参与者）。美国国立卫生研究院（NIH）分别定义了人种和西班牙裔；因此，请不要填写“西班牙裔”或具体的西班牙起源地（如墨西哥）为受试者的人种。然而，在问题 9 中一定要表明受试者是西班牙裔。如果受试者人种不能确定，仅可以确定为西班牙裔，选择 99 ＝未知。读出或指出选项，并只允许选择一个。受试者将有机会在问题 10 和 11 中记录其他合适的人种类别。
5 ＝夏威夷土著或其他太平洋岛民　包括夏威夷土著、关岛人或扎莫洛人、萨摩亚人或其他太平洋岛民。
1 ＝亚洲人　包括亚洲的中国、印度、菲律宾、日本、韩国、越南或其他亚洲人。

如果受试者选择 50 ＝其他，则在空格中说明除以上所列人种外的其他人种。如果受试者认为自己属于多民族，则在空格中填写“多人种”。
99 ＝未知　受试者和（或）共同参与者无法明确回答或不愿意提供相关信息。

9. 不考虑人种的情况下，受试者是否为西班牙 / 拉丁美洲裔（如祖先来自一个主要讲西班牙语的拉丁美洲国家）？	□ 0 否（选此项，跳转至问题 8） □ 1 是 □ 9 未知（选此项，跳转至问题 8）

记录受试者的种族是否为西班牙 / 拉丁美洲裔（如有必要，可询问共同参与者）。

<table>
<tr><td>9a. 如果是，受试者报告的祖先是?</td><td>□ 1 墨西哥 / 芝加哥 / 墨西哥裔美国人
□ 2 波多黎各人
□ 3 古巴人
□ 4 多米尼加人
□ 5 中美洲人
□ 6 南美洲人
□ 50 其他（具体说明）__________
□ 99 未知</td></tr>
<tr><td colspan="2">记录受试者是否为西班牙裔（如有必要，可询问共同参与者）。若需要，读出或指出下列选项，只允许选择一个类别。
选择数字 1　受试者称自己的祖先来自墨西哥。
选择数字 2　受试者称自己的祖先来自波多黎各。
选择数字 3　受试者称自己的祖先来自古巴。
选择数字 4　受试者称自己的祖先来自多米尼加。
选择数字 5　受试者称自己的祖先来自伯利兹、哥斯达黎加、萨尔瓦多、危地马拉、洪都拉斯、尼加拉瓜或巴拿马。
选择数字 6　受试者称自己的祖先来自阿根廷、玻利维亚、智利、哥伦比亚、厄瓜多尔、圭亚那、苏里南、巴西、巴拉圭、秘鲁、乌拉圭或委内瑞拉。
选择数字 50　受试者称自己的祖先来自非选项 1 ~ 6 所提的国家，则选择 50，并在空格中说明具体国家。
选择数字 99　受试者和（或）共同参与者无法明确回答或不愿意提供相关信息。</td></tr>
</table>

<table>
<tr><td>10. 受试者报告了哪些其他人种?</td><td>□ 1 亚洲人
□ 2 白人
□ 3 黑人或非裔美国人
□ 4 美洲印第安人或阿拉斯加土著人
□ 5 夏威夷土著或其他太平洋岛民
□ 50 其他（具体说明）__________
□ 88 无其他人种
□ 99 未知</td></tr>
<tr><td colspan="2">受试者或共同参与者报告了哪些其他人种，选择对应的额外人种选项。不要记录问题 8 中已经提及的人种。
1 ＝亚洲人和 5 ＝夏威夷土著或其他太平洋岛民　（解释说明详见问题 8）。
50 ＝其他　受试者或共同参与者提及除选项 1 ~ 5 以外的其他人种，选择此选项并在空格中说明具体人种。
88 ＝无其他人种　受试者和共同参与者否认有问题 8 以外的人种。
99 ＝未知　受试者或共同参与者提及受试者有一个额外的人种，但无法明确回答或不愿意提供相关信息。</td></tr>
</table>

<table>
<tr><td>11. 除问题 8 和问题 10 中提及的人种以外，受试者还报告了哪些人种?</td><td>□ 1 亚洲人
□ 2 白人
□ 3 黑人或非裔美国人
□ 4 美洲印第安人或阿拉斯加土著人
□ 5 夏威夷土著或其他太平洋岛民
□ 50 其他（具体说明）__________
□ 88 无其他人种
□ 99 未知</td></tr>
</table>

<table>
<tr><td colspan="2">受试者或共同参与者提及受试者所属的其他人种，选择对应其他人种的选项。不要记录问题 8 和问题 10 中已经提及的人种。
1 ＝亚洲人和 5 ＝夏威夷土著或其他太平洋岛民　（解释说明详见问题 8 和问题 10）。
50 ＝其他　受试者或共同参与者提及除选项 1 ~ 5 以外的其他人种，选择此选项并在空格中说明具体人种。
88 ＝无其他人种　受试者和共同参与者没有提及除问题 8 和问题 10 以外的其他人种。
99 ＝未知　受试者或共同参与者提及受试者有额外的一个人种，但无法明确回答或不愿意提供相关信息。</td></tr>
<tr><td>12. 受试者使用的主要语言</td><td>☐ 1 普通话
☐ 2 英语
☐ 3 西班牙语
☐ 4 粤语
☐ 5 俄语
☐ 6 日语
☐ 8 其他语言（具体说明）________________
☐ 9 未知</td></tr>
<tr><td colspan="2">记录受试者（或共同参与者）的主要语言，即他 / 她说和写使用最流畅的语言。
8 ＝其他语言　受试者或共同参与者提及除上述选项以外的语言，选择 8 并在空格中说明语言类型。
9 ＝未知 受试者和（或）共同参与者无法明确回答或不愿意提供相关信息。</td></tr>
<tr><td colspan="2">13. 受试者受教育水平（使用以下代码表示所达到的教育水平，如果尚未达到一定教育水平，可以填写完成年限：________）
12 ＝高中或同等文凭；16 ＝学士；18 ＝硕士；20 ＝博士；99 ＝未知</td></tr>
<tr><td colspan="2">这个问题是指受试者受教育水平，而不是受教育的年限。使用下列代码来描述受试者所达到的教育水平：高中或同等文凭 =12 年；学士 =16 年；硕士 =18 年；博士 =20 年

如果受试者没有达到某个教育水平，填写达到该教育水平已受教育年限。

例如，受试者接受 8 年教育，没有获得高中文凭，填写“08”；受试者接受 17.5 年教育并获得学士学位，但没有完成硕士学位，填写“17”（然而，如果受试者为了获得学士学位而接受 17.5 年教育并达到该教育水平，则填写“16”）；受试者接受 25 年教育并获得博士学位，填写“20”以表示达到的教育水平。

如果受试者和（或）共同参与者无法明确回答或不愿意提供相关信息，则填写“99”。</td></tr>
<tr><td>14. 受试者目前婚姻状况</td><td>☐ 1 已婚
☐ 2 丧偶
☐ 3 离婚
☐ 4 分居
☐ 5 未婚（或婚姻被废止）
☐ 6 同居
☐ 9 未知</td></tr>
</table>

选择最能准确地描述受试者婚姻状况的选项。 6＝同居　可适用于异性恋或同性恋。通常是指没有结婚的夫妻生活在一起，像已婚 / 家庭伴侣一样生活。 9＝未知　受试者和（或）共同参与者无法明确回答或不愿意提供婚姻状况信息。	
15. 受试者居住状况	□ 1 独居 □ 2 与配偶或伴侣同住 □ 3 与亲戚、朋友或室友同住 □ 4 与护理者同住（非 2、3 选项） □ 5 在私人住宅集体居住（有亲属关系或无亲属关系的人） □ 6 集体居住（生活协助型社区住宅 / 疗养院等） □ 9 未知
选择最能准确描述受试者当前居住状况的选项。 9＝未知　受试者和（或）共同参与者无法明确回答或不愿意提供居住状况信息。	
16. 受试者生活自理水平	□ 1 生活可以自理 □ 2 进行复杂活动时需要帮助 □ 3 基本活动需要帮助 □ 4 完全不能自理 □ 9 未知
选择最能准确描述受试者活动级别的选项。如果受试者和（或）共同参与者表明，受试者能够执行复杂的活动但是因为他 / 她的生活状况而没有做这些活动，则仍然认为受试者可以独立生活。 2＝进行复杂活动时需要帮助　受试者进行日常性复杂活动（如支付账单、购物、记住约会、驾驶、烹饪）能力减退。 3＝基本活动需要帮助　受试者基本活动（如饮食、穿衣、个人卫生）能力减退。 4＝完全不能自理　受试者无法进行日常生活的基本活动。 9＝未知　受试者和（或）共同参与者无法明确回答或不愿意提供生活自理水平信息。	
17. 受试者主要住宅类型	□ 1 单户或多户型的私人住宅（公寓、商品房、家庭住房） □ 2 退休社区或独立群居生活 □ 3 辅助式照护中心或寄宿家庭 □ 4 生活协助型社区住宅 / 疗养院 / 医院 / 收容所 □ 9 未知
选择最能准确描述受试者主要住房类型的选项 9＝未知　受试者和（或）共同参与者无法明确回答或不愿意提供住宅类型信息。	
18. 受试者主要居住地的邮政编码（起始三位）	________（如果没有，请空缺此项）
提供受试者邮政编码的前三位数字。如果邮政编码未知，空格中不填写。	
19. 受试者是左利手还是右利手（如他 / 她经常用哪只手写字或扔球）？	□ 1 左利手 □ 2 右利手 □ 3 左右手均可 □ 9 未知
按受试者和（或）共同参与者的回答，选择一个反映受试者优势手类别的选项。 9＝未知　受试者和（或）共同参与者明确回答无法或不愿意提供受试者优势手相关信息。	

二、受试者个人信息表

ADC 名称：______________ 受试者 ID：______________ 填表日期：______________
访视序号：______________ 检查者姓名首字母：______________________

说明：本节由测验人员依据 ADC 记录、受试者访视、医疗记录及共同参与者回答（根据需要）填写。补充说明及举例见本节受试者个人信息——操作指南。每个问题仅限一个选项。

1. 来到 ADC 的主要原因	□ 1 参加研究项目 □ 2 参加临床评估 □ 4 两者均有（既参加研究项目又参加临床评估） □ 9 未知
2a. 得知 ADC 的主要信息来源 （如果答案是 1 或 2，继续回答问题 2b；否则，跳转至问题 3）	□ 1 本人 □ 2 非专业人员（配偶 / 亲戚 / 朋友 / 同事） □ 3 ADC 参与者 □ 4 ADC 的医生、工作人员 □ 5 护士、医生及其他医护人员 □ 6 做其他研究的医生 / 工作人员 / 调查者（非 ADC；如阿尔茨海默病神经影像学计划、妇女健康促进计划） □ 8 其他 □ 9 未知
2b. 若通过非专业人员或自己获悉信息，那么获悉信息的方式是什么？	□ 1 ADC 广告活动 □ 2 新闻文章或电视节目提及的 ADC 研究 □ 3 会议或社区活动 □ 4 其他组织的宣传或网站（如阿尔茨海默病协会，临床试验数据库） □ 8 其他 □ 9 未知
3. 登记时推定的疾病状态	□ 1 病例 / 患者 / 先证者 □ 2 对照 / 正常 □ 3 无推定的疾病状态
4. 预计参与的评估	□ 1 仅首次评估 □ 2 纵向随访计划
5. ADC 注册类别	□ 1 主要由 ADC 资助（临床中心 / 分区中心 / 其他 ADC 中心或项目） □ 2 主要由非 ADC 研究资助（如项目 R01，包括参与非 ADC 资助的额颞叶变性模块）

6. 受试者出生年月　　　　　—— / ————	
7. 受试者性别	□ 1 男 □ 2 女
8. 受试者报告所属人种	□ 1 亚洲人 □ 2 白人 □ 3 黑人或非裔美国人 □ 4 美洲印第安人或阿拉斯加土著人 □ 5 夏威夷土著或其他太平洋岛民 □ 50 其他（具体说明）________ □ 99 未知
9. 不考虑人种的情况下，受试者是否是西班牙 / 拉丁美洲裔（如祖先来自一个主要讲西班牙语的拉丁美洲国家）？	□ 0 否（选此项，跳转至问题 8） □ 1 是 □ 9 未知（选此项，跳转至问题 8）
9a. 如果是，受试者报告的祖先是？	□ 1 墨西哥 / 芝加哥 / 墨西哥裔美国人 □ 2 波多黎各人 □ 3 古巴人 □ 4 多米尼加人 □ 5 中美洲人 □ 6 南美洲人 □ 50 其他（具体说明）________ □ 99 未知
10. 受试者报告哪些其他人种？	□ 1 亚洲人 □ 2 白人 □ 3 黑人或非裔美国人 □ 4 美洲印第安人或阿拉斯加土著人 □ 5 夏威夷土著或其他太平洋岛民 □ 50 其他（具体说明）________ □ 88 无其他人种 □ 99 未知
11. 除了在问题 8 和问题 10 中提及的人种以外，受试者还报告了哪些人种？	□ 1 亚洲人 □ 2 白人 □ 3 黑人或非裔美国人 □ 4 美洲印第安人或阿拉斯加土著人 □ 5 夏威夷土著或其他太平洋岛民 □ 50 其他（具体说明）________ □ 88 无其他人种 □ 99 未知

<table>
<tr><td>12. 受试者使用的主要语言</td><td>□ 1 普通话
□ 2 英语
□ 3 西班牙语
□ 4 粤语
□ 5 俄语
□ 6 日语
□ 8 其他语言（具体说明）________
□ 9 未知</td></tr>
<tr><td colspan="2">13. 受试者受教育水平（使用以下代码表示所达到的教育水平，如果尚未达到一定教育水平，可以填写完成年限：________）
12 =高中或同等文凭；16 =学士；18 =硕士；20 =博士；99 =未知</td></tr>
<tr><td>14. 受试者目前婚姻状况</td><td>□ 1 已婚
□ 2 丧偶
□ 3 离婚
□ 4 分居
□ 5 未婚（或婚姻被废止）
□ 6 同居
□ 8 其他（具体说明）________
□ 9 未知</td></tr>
<tr><td>15. 受试者居住状况</td><td>□ 1 独居
□ 2 与配偶或伴侣同住
□ 3 与亲戚、朋友或室友同住
□ 4 与护理者同住（非 2、3 选项）
□ 5 在私人住宅集体居住（有亲属关系或无亲属关系的人）
□ 6 集体居住（生活协助型社区住宅 / 疗养院等）
□ 9 未知</td></tr>
<tr><td>16. 受试者生活自理水平</td><td>□ 1 生活可以自理
□ 2 进行复杂活动时需要帮助
□ 3 基本活动需要帮助
□ 4 完全不能自理
□ 9 未知</td></tr>
<tr><td>17. 受试者主要住宅类型</td><td>□ 1 单户或多户型的私人住宅（公寓、商品房、家庭住房）
□ 2 退休社区或独立群居生活
□ 3 辅助式照护中心或寄宿家庭
□ 4 生活协助型社区住宅 / 疗养院 / 医院 / 收容所
□ 9 未知</td></tr>
<tr><td>18. 受试者主要居住地的邮政编码（起始三位）</td><td>________（如果没有，请空缺此项）</td></tr>
<tr><td>19. 受试者是左利手还是右利手（如他 / 她经常用哪只手写字或扔球）？</td><td>□ 1 左利手
□ 2 右利手
□ 3 左右手均可
□ 9 未知</td></tr>
</table>

第二节　共同参与者个人信息

本节介绍了 UDS 3.0 版操作指南表 A2（co-participant demographics）的内容，包括共同参与者的一般信息、文化程度、与受试者的关系、信息可靠程度、补充和完善的受试者信息等。

一、共同参与者个人信息：操作指南

1. 共同参与者出生年月	＿＿/＿＿＿＿(99/9999 ＝未知)
请以下列形式填写共同参与者的出生年份和月份（如 1920 年 3 月可填写为 03/1920），如果共同参与者不能或不愿意回答，填写“99/9999”。	
2. 共同参与者性别	□ 1 男 □ 2 女
3. 共同参与者报告所属人种	□ 1 亚洲人 □ 2 白人 □ 3 黑人或非裔美国人 □ 4 美洲印第安人或阿拉斯加土著人 □ 5 夏威夷土著或其他太平洋岛民 □ 50 其他（具体说明）＿＿＿＿＿＿ □ 99 未知
记录共同参与者是什么人种。美国国立卫生研究院（NIH）分别定义了人种和西班牙裔；因此，请不要填写“西班牙裔”或具体的西班牙起源地（如墨西哥）为共同参与者的人种，然而，在问题 3 中一定要表明共同参与者是西班牙裔。如果共同参与者人种不能确定，仅可以确定为西班牙裔，选择 99 ＝未知。读出或指出下列选项，并只允许选择一个。共同参与者将有机会在问题 5 和问题 6 记录其他合适的人种类别。 1 ＝亚洲人　包括亚洲的中国、印度、菲律宾、日本、韩国、越南或其他亚洲人。 5 ＝夏威夷土著或其他太平洋岛民　包括夏威夷土著、关岛人或扎莫洛人、萨摩亚人或其他太平洋岛民。 50 ＝其他　如果共同参与者提到一个上述所列人种外的其他人种，则选此选项并在空格中说明具体人种。如果共同参与者认为自己属于多民族，选择 50 ＝其他（具体说明），并注明“多人种”。 99 ＝未知　共同参与者无法明确回答或不愿意提供相关信息。	
4. 不考虑人种的情况下，受试者是否为西班牙 / 拉丁美洲裔（如祖先来自一个主要讲西班牙语的拉丁美洲国家）？	□ 0 否（选此项，跳转至问题 3 题） □ 1 是 □ 9 未知（选此项，跳转至问题 3 题）
记录共同参与者是否为西班牙 / 拉丁美洲裔。	
4a. 如果是，共同参与者报告的祖先是?	□ 1 墨西哥 / 奇卡诺 / 墨西哥裔美国人 □ 2 波多黎各人 □ 3 古巴人 □ 4 多米尼加人 □ 5 中美洲人 □ 6 南美洲人 □ 50 其他（具体说明）＿＿＿＿＿＿ □ 99 未知

记录共同参与者是否为西班牙裔。若需要，读出或指出下列选项，只允许选择一个类别。 选择数字 1　共同参与者称自己的祖先来自墨西哥。 选择数字 2　共同参与者称自己的祖先来自波多黎各。 选择数字 3　共同参与者称自己的祖先来自古巴。 选择数字 4　共同参与者称自己的祖先来自多米尼加。 选择数字 5　共同参与者称自己的祖先来自伯利兹、哥斯达黎加、萨尔瓦多、危地马拉、洪都拉斯、尼加拉瓜或巴拿马。 选择数字 6　共同参与者称自己的祖先来自阿根廷、玻利维亚、智利、哥伦比亚、厄瓜多尔、圭亚那、苏里南、巴西、巴拉圭、秘鲁、乌拉圭或委内瑞拉。 选择数字 50　共同参与者称自己的祖先来自非选项 1 ~ 6 所提的国家，则选择 50 并在空格中说明具体国家。 选择数字 99　共同参与者无法明确回答或不愿意提供相关信息。	
5. 共同参与者报告了哪些其他人种？	□ 1 亚洲人 □ 2 白人 □ 3 黑人或非裔美国人 □ 4 美洲印第安人或阿拉斯加土著人 □ 5 夏威夷土著或其他太平洋岛民 □ 50 其他（具体说明）________ □ 88 无其他人种 □ 99 未知
共同参与者还提及哪些其他人种，选择对应的额外人种选项。不要记录问题 3 中已经提及的人种。 1 ＝亚洲人和 5 ＝夏威夷土著或其他太平洋岛民　（解释说明详见问题 3）。 50 ＝其他　共同参与者报告了非 1 ~ 5 选项所提的其他人种，选择此选项并在空格中说明具体人种。 88 ＝无其他人种　共同参与者没有提及除问题 3 所列外的其他人种。 99 ＝未知　共同参与者提及自己有一个额外的人种，但无法明确回答或不愿意提供相关信息。	
6. 除问题 3、问题 5 中提及的人种以外，共同参与者还报告了哪些人种？	□ 1 亚洲人 □ 2 白人 □ 3 黑人或非裔美国人 □ 4 美洲印第安人或阿拉斯加土著人 □ 5 夏威夷土著或其他太平洋岛民 □ 50 其他（具体说明）________ □ 88 无其他人种 □ 99 未知
共同参与者报告了其他人种，选择对应其他的额外人种的选项。不要记录问题 3 和问题 5 中已经提及的人种。 1 ＝亚洲人和 5 ＝夏威夷土著或其他太平洋岛民　（解释说明详见问题 3 和问题 5）。 50 ＝其他　共同参与者提及除选项 1 ~ 5 以外的其他人种，选择此选项并在空格中说明具体人种。 88 ＝无其他人种　共同参与者没有提及除问题 3 和问题 5 以外的其他人种。 99 ＝未知　共同参与者提及自己有一个额外的人种，但无法明确回答或不愿意提供相关信息。	
7. 共同参与者受教育水平（使用以下代码表示所达到的教育水平，如果尚未达到一定教育水平，可以输入完成年限：______） 12 ＝高中或同等文凭；16 ＝学士；18 ＝硕士；20 ＝博士；99 ＝未知	

这个代码是指受试者受教育水平，而不是受教育的年限。使用下列代码来描述受试者所达到的教育水平：高中或同等文凭 =12 年；学士 =16 年；硕士 =18 年；博士 =20 年。 如果共同参与者没有达到某个教育水平，填写达到该教育水平已受教育年限。 例如，受试者接受 8 年教育，没有获得高中文凭，填写“08”；受试者接受 17.5 年教育并获得学士学位，但没有完成硕士学位，填写“17”（然而，如果共同参与者为了获得学士学位而接受 17.5 年教育年并达到该教育水平，则填写“16”）；受试者接受 25 年教育并获得博士学位，填写“20”表示达到的教育水平。 如果受试者和（或）共同参与者无法明确回答或不愿意提供相关信息，则填写“99”。	
8. 共同参与者与受试者之间的关系	□ 1 配偶 / 伴侣（包括前配偶、前伴侣、未婚夫 / 妻、男女朋友） □ 2 子女（有血缘关系或通过婚姻关系所得或领养） □ 3 兄弟姐妹（有血缘关系或通过婚姻关系所得或领养） □ 4 其他亲属关系（有血缘关系或通过婚姻关系所得或领养） □ 5 朋友，邻居或者通过家人、朋友、工作、社区（如教会）认识的人 □ 6 有偿护工 / 医护人员 / 医生 □ 7 其他（具体说明）__________
8a. 共同参与者认识受试者的时间长度	__________ 年（999 = 未知）
如果确切年数未知，请共同参与者估计大概年数。如果共同参与者无法估计年数，则填入 999	
9. 共同参与者与受试者是否同住	□ 0 否 □ 1 是（如果是，直接跳转至问题 10）
如果共同参与者与受试者目前至少有一部分时间同住则选择 1 = 是	
9a. 若不住在一起，共同参与者与受试者的见面频率	□ 1 每天 □ 2 一周至少三次 □ 3 每周 □ 4 每个月至少三次 □ 5 每月 □ 6 每月少于一次
9b. 若不住在一起，共同参与者与受试者的电话联系频率	□ 1 每天 □ 2 一周至少三次 □ 3 每周 □ 4 每个月至少三次 □ 5 每月 □ 6 每月少于一次
10. 共同参与者是否可信赖?	□ 0 否 □ 1 是
共同参与者的可靠性应根据与共同参与者互动的工作人员的一致意见来确定。这个问题最好是在 UDS 的访问完成后填写，可以更好地判断出共同参与者的可靠性。如果没有任何怀疑共同参与者可靠性的理由，选择 1 = 是。	

二、共同参与者个人信息表

ADC 名称：________________ 受试者 ID：________________ 填表日期：________________
访视序号：________________ 检查者姓名首字母：________________________

说明：本表由测验人员依据共同参与者回答填写。补充说明及举例见本节共同参与者个人信息操作指南。每个问题仅限一个选项。

1. 共同参与者出生年月　　——/————(99/9999 =未知)	
2. 共同参与者性别	□ 1 男 □ 2 女
3. 共同参与者报告所属人种	□ 1 亚洲人 □ 2 白人 □ 3 黑人或非裔美国人 □ 4 美洲印第安人或阿拉斯加土著人 □ 5 夏威夷土著或其他太平洋岛民 □ 50 其他（具体说明）________________ □ 99 未知
4. 不考虑人种的情况下，受试者是否是西班牙 / 拉丁美洲裔（如祖先来自一个主要讲西班牙文的拉丁美洲国家）?	□ 0 否（选此项，跳转至问题 3 题） □ 1 是 □ 9 未知（选此项，跳转至问题 3 题）
4a. 如果是，共同参与者报告的祖先是?	□ 1 墨西哥 / 奇卡诺 / 墨西哥裔美国人 □ 2 波多黎各人 □ 3 古巴人 □ 4 多米尼加人 □ 5 中美洲人 □ 6 南美洲人 □ 50 其他（具体说明）________________ □ 99 未知
5. 共同参与者报告了哪些其他人种?	□ 1 亚洲人 □ 2 白人 □ 3 黑人或非裔美国人 □ 4 美洲印第安人或阿拉斯加土著人 □ 5 夏威夷土著或其他太平洋岛民 □ 50 其他（具体说明）__________ □ 88 无其他人种 □ 99 未知

6. 除问题 3、问题 5 中提及的人种以外，共同参与者还报告了哪些人种？	□ 1 亚洲人 □ 2 白人 □ 3 黑人或非裔美国人 □ 4 美洲印第安人或阿拉斯加土著人 □ 5 夏威夷土著或其他太平洋岛民 □ 50 其他（具体说明）__________ □ 88 无其他人种 □ 99 未知
7. 共同参与者受教育水平（使用以下代码表示所达到的教育水平，如果尚未达到一定教育水平，可以填写完成年限：______） 12= 高中或同等文凭；16= 学士；18= 硕士；20= 博士；99= 未知	
8. 共同参与者与受试者之间的关系	□ 1 配偶 / 伴侣（包括前配偶、前伴侣、未婚夫 / 妻、男女朋友） □ 2 子女（有血缘关系或通过婚姻关系或领养） □ 3 兄弟姐妹（有血缘关系或通过婚姻关系或领养） □ 4 其他亲属关系（有血缘关系或通过婚姻关系或领养） □ 5 朋友，邻居或者通过家人、朋友、工作、社区（如教会）认识的人 □ 6 有偿护工 / 医护人员 / 医生 □ 7 其他（具体说明）____________________
8a. 共同参与者认识受试者的时间长度 ______年（999 = 未知）	
9. 共同参与者与受试者是否同住	□ 0 否 □ 1 是（如果是，直接跳转至问题 10）
9a. 若不住在一起，共同参与者与受试者的见面频率	□ 1 每天 □ 2 一周至少三次 □ 3 每周 □ 4 每个月至少三次 □ 5 每月 □ 6 每月少于一次
9b. 若不住在一起，共同参与者与受试者的电话联系频率	□ 1 每天 □ 2 一周至少三次 □ 3 每周 □ 4 每个月至少三次 □ 5 每月 □ 6 每月少于一次
10. 共同参与者是否可信赖？	□ 0 否 □ 1 是

第三节　受试者家族史

本节介绍了 UDS 3.0 版操作指南表 A3（subject family history）的内容，包括受试者父母、兄弟姐妹及子女的遗传病学信息等。

一、受试者家族史：操作指南

1. 是否有受影响的一级亲属（亲生父母、兄弟姐妹或亲生子女）？ “受影响”是指患有痴呆或本节附录 1 中所列的一项异常诊断	□ 0 否 □ 1 是 □ 9 未知
如果亲生父母、兄弟姐妹或亲生子女受痴呆影响，或存在本章附录 1 中所列的异常诊断，则选择 1= 是。	
2a. 家族中是否存在 AD（阿尔茨海默病）突变的证据？若是，请选择主要突变基因。 注：载脂蛋白 E(ApoE) 基因缺陷不列在此处。	□ 0 否（跳转至问题 3a） □ 1 是，APP（淀粉样前体蛋白） □ 2 是，PS-1(PSEN-1) □ 3 是，PS-2(PSEN-2) □ 8 是，其他（具体说明）______________ □ 9 突变是否存在 – 未知（跳转至问题 3a）
如果有证据表明受试者的任何有血缘关系的亲属存在 AD 突变，指出主要的突变基因，否则选择 0 = 否。若有血缘关系的亲属可能有证据证明存在多个突变基因，仅选择主要的突变基因。证据可以来自家庭报告、测验、其他报告或文件。 如果不能判断 AD 突变是否存在，选择 9 = 突变是否存在 – 未知。 如果已知受试者的家族存在 AD 突变，但突变基因的类型未知，选择 8 = 是，其他（具体说明）后填写“未知”。 不包括载脂蛋白 E–e4（ApoE e4）基因。	
2b. AD 突变的证据来源（选择一项）	□ 1 家庭报告（无可用测验文件） □ 2 商业测验文件 □ 3 研究实验室测验文件 □ 8 其他（具体说明）________________ □ 9 未知
3a. 家族中是否存在 FTLD（额颞叶变性）突变的证据？若是，请选择主要突变基因。	□ 0 否 (跳转至问题 4a) □ 1 是，MAPT □ 2 是，PRGN □ 3 是，C9 或 f72 □ 4 是，FUS □ 8 是，其他（具体说明）______________ □ 9 突变是否存在 - 未知（跳转至问题 4a）

如果有证据表明受试者的任何有血缘关系的亲属存在FTLD突变，选择主要的突变基因，否则选择0＝否。若有血缘关系的亲属可能有证据证明存在多个突变基因，仅选择主要的突变基因。证据可以来自家庭报告、检测、其他报告或文件。

如果不能判断FTLD突变是否存在，选择9＝突变是否存在－未知。

如果已知受试者的家族存在FTLD突变，但突变基因的类型未知，选择8＝是，在其他（具体说明）后填写“未知”。

3b. FTLD突变的证据来源（选择一项）	□ 1 家庭报告（无可用测验文件） □ 2 商业测验文件 □ 3 研究实验室测验文件 □ 8 其他（具体说明）________ □ 9 未知
4a. 家族中是否存在除了AD或FTLD突变以外的其他突变证据？（如果否或未知，跳转至问题5）	□ 0 否（跳转至问题5a） □ 1 是（具体说明）________ □ 9 未知（跳转至问题5a）

如果有证据表明受试者的任何有血缘关系的亲属存在除AD或FTLD以外的与神经系统疾病、脑血管疾病或精神疾病相关的突变证据，选择1＝是（具体说明），并具体说明该突变基因。否则，选择0＝否。证据可以来自家庭报告、测验、其他报告或文件。

4b. 其他基因突变的证据来源	□ 1 家庭报告（无可用测验文件） □ 2 商业测验文件 □ 3 研究实验室测验文件 □ 8 其他（具体说明）________ □ 9 未知

（问题5 ～ 7的说明）

对于不存在神经系统问题/精神问题的亲生父母、所有兄弟姐妹、亲生子女，填写出生月份、出生年份和死亡年龄，在主要神经系统问题/精神疾病栏填写8 = N/A– 无神经系统问题/精神疾病，并跳过本行的后续问题。

对于存在未知神经系统问题/精神问题（临床医生根据可用信息不能确定具体的神经系统问题/精神问题）的亲生父母、所有兄弟姐妹、亲生子女，填写出生月份、出生年份和死亡年龄，在主要神经系统问题/精神疾病栏中填写9＝未知，并跳过本行的后续问题。

对于存在多个神经系统问题/精神问题的亲生父母、所有兄弟姐妹、亲生子女，填写与主要诊断相应的神经系统疾病。

如果诊断方法未知，选择1＝家庭报告。如果使用一种以上的诊断方法，则记录最高等级的诊断方法（见本节附录2的诊断方法，从等级1最高到等级7最低）。

“发病年龄”是指首次注意到认知和行为能力下降的年龄，而不是临床上确诊时的年龄。如果受试者或共同参与者不愿或无法回答，填写999＝未知。如果主要诊断是先天性的或自出生时出现，填写发病年龄为“0”。

父母、兄弟姐妹和子女出生年龄的填写形式是一致的：

亲生父母

5. 请在下面提供亲生父母的信息。

如果出生日期不详，请在初始访问表 A3 中提供一个大致年份，并确保随访与初访一致。如果受试者和共同参与者无法估计出生日期，则填写 9999 ＝未知。

对于任何有神经 / 精神疾病的亲生父母，整行必须填写。如果临床医生在审查所有可用的证据后不能判定主要神经系统问题 / 精神疾病，在主要神经系统问题 / 精神疾病栏填写 9 ＝未知，然后跳过本行的后续问题。如果亲生父母均无神经系统问题 / 精神问题，则在主要神经系统问题 / 精神疾病栏填写 8 ＝ N/A- 无神经系统问题 / 精神疾病，然后跳过本行的后续问题。

	出生年月（99/9999 = 未知）	死亡年龄（888 = N/A, 999 = 未知）	主要神经系统问题 / 精神疾病 *	主要诊断 **	诊断方法 ***	发病年龄（999 = 未知）
			见代码 *，**，***，如下表			
5a. 母亲	_ _/_ _ _ _	_ _ _	_	_ _ _	_	_ _ _
5b. 父亲	_ _/_ _ _ _	_ _ _	_	_ _ _	_	_ _ _

* 主要神经系统问题 / 精神疾病的代码	** 主要诊断的代码	*** 诊断方法的代码
1. 认知功能损害或行为异常 2. 帕金森病 / 帕金森综合征 3. 肌萎缩侧索硬化（ALS） 4. 其他神经系统疾病，如多发性硬化或脑卒中 5. 精神疾病，如精神分裂症、双相情感障碍、酒精中毒或抑郁症 8. N/A，无神经系统问题或精神疾病 9. 未知	具体内容请见本章附录 1	1. 尸检 2. 检查 3. 审查经正式评估的痴呆病历 4. 审查一般病历及共同参与者和 / 或受试者的电话访视 5. 仅审查一般病历 6. 受试者和 / 或共同参与者电话访视 7. 家庭报告 具体内容请见本章附录 2

所有兄弟姐妹和亲生子女的出生年份：如果出生年份不详，请提供一个大致年份，以便出生年份不详的兄弟姐妹或子女相对于其他兄弟姐妹 / 子女的出生顺序正确。

例如，一位受试者是三个孩子中的老大。受试者出生在 1940 年，老二出生在 1943 年，老三的出生年份未知，则在老三的出生年份中填写 1944 年及以后的年份。

填写时应使兄弟姐妹和子女的信息在 UDS 访视表中保持一致。如果受试者和共同参与者不能提供出生年份，则填写 9999 ＝未知。

兄弟姐妹						
6. 受试者有多少位兄弟姐妹？________ 如果受试者没有兄弟姐妹，跳转至问题 7，否则，请在下面提供全部所有兄弟姐妹的信息。 对于任何患有神经系统问题 / 精神疾病的兄弟姐妹，必须整行填写。如果临床医生在审查所有可用的证据后不能判定主要神经系统问题 / 精神疾病，则在主要神经系统问题 / 精神疾病栏填写 9 ＝未知，然后跳过本行的后续问题。对于没有神经系统问题 / 精神问题的兄弟姐妹，在主要神经系统问题 / 精神疾病栏填写 8 ＝ N/A–无神经系统问题 / 精神疾病，然后跳过本行的后续问题。						
	出生年月（99/9999 ＝未知）	死亡年龄 (888 ＝ N/A，999 ＝未知）	主要神经系统问题 / 精神疾病 *	主要诊断 **	诊断方法 ***	发病年龄（999 ＝未知）
6a. 兄弟姐妹 1	__/____	___	_	___	_	___
6b. 兄弟姐妹 2	__/____	___	_	___	_	___
6c. 兄弟姐妹 3	__/____	___	_	___	_	___
6d. 兄弟姐妹 4	__/____	___	_	___	_	___
6e. 兄弟姐妹 5	__/____	___	_	___	_	___
6f. 兄弟姐妹 6	__/____	___	_	___	_	___
6g. 兄弟姐妹 7	__/____	___	_	___	_	___
6h. 兄弟姐妹 8	__/____	___	_	___	_	___
6i. 兄弟姐妹 9	__/____	___	_	___	_	___
6j. 兄弟姐妹 10	__/____	___	_	___	_	___
6k. 兄弟姐妹 11	__/____	___	_	___	_	___
6l. 兄弟姐妹 12	__/____	___	_	___	_	___
6m. 兄弟姐妹 13	__/____	___	_	___	_	___
6n. 兄弟姐妹 14	__/____	___	_	___	_	___
6o. 兄弟姐妹 15	__/____	___	_	___	_	___
6p. 兄弟姐妹 16	__/____	___	_	___	_	___
6q. 兄弟姐妹 17	__/____	___	_	___	_	___
6r. 兄弟姐妹 18	__/____	___	_	___	_	___
6s. 兄弟姐妹 19	__/____	___	_	___	_	___
6t. 兄弟姐妹 20	__/____	___	_	___	_	___
应该只列出所有兄弟姐妹。						

亲生子女

7. 受试者有多少个亲生子女？________________

如果受试者没有亲生子女，该表格到此结束，如果有，请在下面提供全部亲生子女的信息。

对于任何有神经系统问题 / 精神疾病的亲生子女，必须整行填写。如果临床医生在审查所有可用的证据后不能判定主要神经系统问题 / 精神疾病，则在主要神经系统问题 / 精神疾病栏填写 9 ＝未知，然后跳过本行的后续问题。对于没有神经系统问题 / 精神问题的亲生子女，在主要神经系统问题 / 精神疾病栏填写 8 ＝ N/A–无神经系统问题 / 精神疾病，然后跳过本行后续问题。

	出生年月（99/9999 ＝未知）	死亡年龄 (888 ＝ N/A，999 ＝未知）	主要神经系统问题 / 精神疾病 *	主要诊断 **	诊断方法 ***	发病年龄（999 ＝未知）
7a. 子女 1	__/____	___	_	___	_	___
7b. 子女 2	__/____	___	_	___	_	___
7c. 子女 3	__/____	___	_	___	_	___
7d. 子女 4	__/____	___	_	___	_	___
7e. 子女 5	__/____	___	_	___	_	___
7f. 子女 6	__/____	___	_	___	_	___
7g. 子女 7	__/____	___	_	___	_	___
7h. 子女 8	__/____	___	_	___	_	___
7i. 子女 9	__/____	___	_	___	_	___
7j. 子女 10	__/____	___	_	___	_	___
7k. 子女 11	__/____	___	_	___	_	___
7l. 子女 12	__/____	___	_	___	_	___
7m. 子女 13	__/____	___	_	___	_	___
7n. 子女 14	__/____	___	_	___	_	___
7o. 子女 15	__/____	___	_	___	_	___

应该列出全部亲生子女。

二、受试者家族史表

ADC 名称：______________ 受试者 ID：______________ 填表日期：________________
访视序号：______________ 检查者姓名首字母：________________________

说明：本表由在评估患者神经问题及精神状况方面有经验的临床医生填写。补充说明及举例见本节受试者家族史操作指南。

1. 是否有受影响的家庭成员（亲生父母、兄弟姐妹或亲生子女）？ “受影响”是指患有痴呆或本节附录 1 中所列的一项异常诊断	□ 0 否 □ 1 是 □ 9 未知
2a. 家族中是否存在 AD（阿尔茨海默病）突变的证据，若是，选择主要突变基因。 注：载脂蛋白（ApoE）基因缺陷不列在此处。	□ 0 否（跳转至问题 3a） □ 1 是，APP □ 2 是，PS-1(PSEN-1) □ 3 是，PS-2(PSEN-2) □ 8 是，其他（具体说明）__________ □ 9 突变是否存在－未知（跳转至问题 3a）
2b. AD 突变的证据来源（选择一项）	□ 1 家庭报告（无可用测验文件） □ 2 商业测验文件 □ 3 研究实验室测验文件 □ 8 其他（具体说明）__________ □ 9 未知
3a. 家族中是否存在 FTLD（额颞叶变性）突变的证据？若是，请选择主要突变基因。	□ 0 否 (跳转至问题 4a) □ 1 是，MAPT □ 2 是，PRGN □ 3 是，C9 或 f72 □ 4 是，FUS □ 8 是，其他（具体说明）________ □ 9 突变是否存在－未知（跳转至问题 4a）
3b. FTLD 基因突变的证据来源（选择一项）：	□ 1 家庭报告（无可用测验文件） □ 2 商业测验文件 □ 3 研究实验室测验文件 □ 8 其他（具体说明）_________ □ 9 未知
4a. 家族中是否存在除了 AD 或 FTLD 突变以外的其他突变证据？（如果否或未知，跳转至问题 5）	□ 0 否（跳转至问题 5a） □ 1 是（具体说明）____________ □ 9 未知（跳转至问题 5a）
4b. 其他基因突变的证据来源	□ 1 家庭报告（无可用测验文件） □ 2 商业测验文件 □ 3 研究实验室测验文件 □ 8 其他（具体说明）_________ □ 9 未知

亲生父母

5. 请在下面提供亲生父母的信息。

如果出生日期不详，请在初始访问表A3中提供一个大致年份，并确保随访与初访一致。如果受试者和共同参与者无法估计出生日期，则填写9999 = 未知。

对于任何有神经系统问题或精神状况的亲生父母，整行必须填写。如果医生在审查所有可用的证据后不能判定主要神经系统问题或精神疾病，在主要神经系统问题/精神疾病栏填写9 =未知，然后跳过本行的后续问题。如果亲生父母均无神经系统问题或精神问题，则在主要神经系统问题/精神疾病栏填写8 = N/A– 无神经系统问题/精神疾病，然后跳过本行的后续问题。

本表格的代码参见下一页代码表	出生年月（99/9999 =未知）	死亡年龄(888 = N/A，999 = 未知）	主要神经系统问题/精神疾病 *	主要诊断 **	诊断方法 ***	发病年龄（999 = 未知）
			见代码，如下表			
5a. 母亲	__/____	___	_	___	_	___
5b. 父亲	__/____	___	_	___	_	___

* 神经系统问题/精神疾病代码	** 主要诊断的代码	*** 评价方法的代码
1. 认知功能损害或行为异常 2. 帕金森病/帕金森综合征 3. 肌萎缩侧索硬化（ALS） 4. 其他神经系统疾病，如多发性硬化或脑卒中 5. 精神疾病，如精神分裂症、双相情感障碍、酒精中毒或抑郁症 8. N/A，无神经系统问题/精神疾病 9. 未知	见本节表格附录1	1. 尸检 2. 检查 3. 审查经正式评估的痴呆病历 4. 审查一般病历及共同参与者和（或）受试者的电话访视 5. 仅审查一般病历 6. 受试者和（或）共同参与者电话访视 7. 家庭报告

所有兄弟姐妹和亲生子女的出生年份：如果出生年份不详，请提供一个大致年份，以便出生年份不详的兄弟姐妹或子女相对于其他兄弟姐妹/子女的出生顺序正确。

例如，一个受试者是三个孩子中的老大。受试者出生在1940年，老二出生在1943年，老三的出生年份未知，则在老三的出生年份中填写1944年以后的年份。

填写时应使兄弟姐妹和子女的新信息在UDS访视表中保持一致。如果受试者和共同参与者不能提供出生年份，则填写9999 =未知。

兄弟姐妹

6. 受试者有多少位兄弟姐妹? ________________

如果受试者没有兄弟姐妹，跳转至问题 7，否则，在下面提供全部所有兄弟姐妹的信息。

对于任何有神经系统问题 / 精神疾病的兄弟姐妹，必须整行填写。如果临床医生在审查所有可用的证据后不能判定主要神经系统问题 / 精神疾病，在主要神经系统问题 / 精神疾病栏填写 9 =未知，然后跳过本行的后续问题。对于没有神经系统问题 / 精神问题的兄弟姐妹，在主要神经系统问题 / 精神疾病栏填写 8 = N/A–无神经系统问题 / 精神疾病，然后跳过本行的后续问题。

	出生年月（99/9999 =未知）	死亡年龄 (888 = N/A，999 =未知）	主要神经系统问题 / 精神疾病 *	主要诊断 **	诊断方法 ***	发病年龄（999 =未知）
6a. 兄弟姐妹 1	__/____	___	_	___	_	___
6b. 兄弟姐妹 2	__/____	___	_	___	_	___
6c. 兄弟姐妹 3	__/____	___	_	___	_	___
6d. 兄弟姐妹 4	__/____	___	_	___	_	___
6e. 兄弟姐妹 5	__/____	___	_	___	_	___
6f. 兄弟姐妹 6	__/____	___	_	___	_	___
6g. 兄弟姐妹 7	__/____	___	_	___	_	___
6h. 兄弟姐妹 8	__/____	___	_	___	_	___
6i. 兄弟姐妹 9	__/____	___	_	___	_	___
6j. 兄弟姐妹 10	__/____	___	_	___	_	___
6k. 兄弟姐妹 11	__/____	___	_	___	_	___
6l. 兄弟姐妹 12	__/____	___	_	___	_	___
6m. 兄弟姐妹 13	__/____	___	_	___	_	___
6n. 兄弟姐妹 14	__/____	___	_	___	_	___
6o. 兄弟姐妹 15	__/____	___	_	___	_	___
6p. 兄弟姐妹 16	__/____	___	_	___	_	___
6q. 兄弟姐妹 17	__/____	___	_	___	_	___
6r. 兄弟姐妹 18	__/____	___	_	___	_	___
6s. 兄弟姐妹 19	__/____	___	_	___	_	___
6t. 兄弟姐妹 20	__/____	___	_	___	_	___

亲生子女

7. 受试者有多少个亲生子女？ ________________

如果受试者无亲生子女，该表格到此结束，如果有，请在下面提供全部亲生子女的信息。

对于任何有神经系统问题 / 精神疾病的亲生子女，必须整行填写。如果临床医生在审查所有可用的证据后不能判定主要神经系统问题 / 精神疾病，则在主要神经系统问题和精神疾病栏填写 9 ＝未知，然后跳过本行的后续问题。对于没有神经系统问题或精神问题的亲生子女，在主要神经系统问题和精神疾病栏填写 8 ＝ N/A–无神经系统问题或精神疾病，然后跳过本行后续问题。

	出生年月（99/9999 ＝未知）	死亡年龄 (888 ＝ N/A，999 ＝未知）	主要神经系统问题 / 精神疾病 *	主要诊断 **	诊断方法 ***	发病年龄（999 ＝未知）
7a. 子女 1	__/____	___	_	___	_	___
7b. 子女 2	__/____	___	_	___	_	___
7c. 子女 3	__/____	___	_	___	_	___
7d. 子女 4	__/____	___	_	___	_	___
7e. 子女 5	__/____	___	_	___	_	___
7f. 子女 6	__/____	___	_	___	_	___
7g. 子女 7	__/____	___	_	___	_	___
7h. 子女 8	__/____	___	_	___	_	___
7i. 子女 9	__/____	___	_	___	_	___
7j. 子女 10	__/____	___	_	___	_	___
7k. 子女 11	__/____	___	_	___	_	___
7l. 子女 12	__/____	___	_	___	_	___
7m. 子女 13	__/____	___	_	___	_	___
7n. 子女 14	__/____	___	_	___	_	___
7o. 子女 15	__/____	___	_	___	_	___

** 附录 1：主要诊断的代码

说明	代码
如果主要诊断未知，填写“999 = 具体诊断不明”为主要诊断，并且此时的诊断方法应该为以下诊断方法中的一个：	040 轻度认知功能损害（MCI），未明确类型 041 轻度认知功能损害，单纯记忆损害型 042 轻度认知功能损害，多认知域损害型 043 轻度认知功能损害，非记忆单认知域损害型 044 轻度认知功能损害，非记忆多认知域损害型 045 认知功能损害，而不是轻度认知功能损害 050 阿尔茨海默病
4 = 审查一般病历及共同参与者和（或）受试者的电话随访 5 = 仅审查一般病历 6 = 受试者和（或）共同参与者电话随访 7 = 家庭报告	070 路易体痴呆 080 血管性认知功能损害或血管性痴呆 100 酒精滥用所致精神障碍 110 病因不明的痴呆 120 行为变异性额颞叶痴呆 130 原发性进行性失语，语义变异型 131 原发性进行性失语，非流利型 / 语法变异型 132 原发性进行性失语，少词型
如果可以取得一级亲属的尸检报告，那么可以使用神经病理学专家做出的主要诊断。如果没有神经病理学诊断，根据报告的特征运用最佳的临床判断来做出主要的神经病理学诊断。	133 原发性进行性失语，未明确类型 140 进行性核上性麻痹 150 皮质基底节综合征 / 皮质基底节变性 160 亨廷顿病 170 朊病毒病 180 药物导致的认知障碍 190 内科疾病导致的认知障碍 200 抑郁症 210 其他主要精神疾病 220 唐氏综合征
比如以帕金森病神经病理学作为主要诊断，代码为 410 = 路易体痴呆病神经病理学	230 帕金森病 240 脑卒中 250 脑积水 260 创伤性脑损伤 270 中枢神经系统肿瘤 280 其他疾病 310 肌萎缩侧索硬化 320 多发性硬化 999 具体诊断不明（诊断方法不是通过尸检、检查或痴呆评估）

	根据尸检做出的神经病理学诊断
	400 阿尔茨海默病神经病理学 410 路易体痴呆神经病理学 420 严重梗死神经病理学 421 脑出血神经病理学 422 其他脑血管疾病的神经病理学 430 肌萎缩侧索硬化 / 运动神经元病 431 tau 蛋白型额颞叶痴呆 - 皮克病 432 tau 蛋白型额颞叶痴呆 - 皮质基底节变性（CBD） 433 tau 蛋白型额颞叶痴呆 - 进行性核上性麻痹（PSP） 434 tau 蛋白型额颞叶痴呆 - 嗜银颗粒沉着病 435 tau 蛋白型额颞叶痴呆 - 其他疾病 436 TDP-43 型额颞叶痴呆 439 其他型额颞叶痴呆（FTLD-FUS 亚型与 FUS 基因突变相关，FTLD-UPS 亚型与 CHMP2B 基因突变相关，FTLD 未做规定） 440 海马硬化 450 朊病毒病神经病理学 490 其他未列出的神经病理学

*** 附录 2：诊断方法的代码

	1. 尸检 必须有尸检报告，才可以填写尸检代码，尸体解剖必须在外部机构进行。 2. 检查 受试者必须在你所在的 ADC 或机构做过体检或相关的基因研究，才可以填写检查代码。进行诊断时有无病历均可。 3. 审查经正式评估的痴呆病历 病历应该是从专门针对痴呆的检查中获取，这一检查应由神经科医生、老年医学专家或精神科医生进行，检查包括神经系统检查、影像学检查及认知功能测验（如简易精神状态检查量表（MMSE）、Blessed 痴呆量表 - 常识 - 记忆力 - 注意力测验或者更多的量表测验），也可以用电话访视的方式收集额外信息。 4. 审查一般病历及共同参与者和 / 或受试者的电话访视 一般病历可以是多种类型，包括在全科医生 / 初级保健医生办公室做的医疗记录、住院记录、疗养院记录等。其中可能包括神经系统检查或者既往治疗所做过的认知功能测验（如 MMSE 测验和病史）。受试者或共同参与者的电话访视应该包括病史，以了解认知缺陷的性质和表现（如果存在），以及症状出现时的发病年龄。如果患者没有症状或者处于认知功能损害的早期阶段，在访问时还应该进行正规的简易认知测验。 5. 仅审查一般病历 定义详见第 4 条。如果一般病历被作为受试者痴呆与否的诊断，那么它必须包括病史、神经系统检查和一个如 MMSE 的认知测验。在大多数情况下，仅凭一般病历是不能直接诊断轻度认知功能损害（MCI）、额颞叶变性（FTLD）的亚型或者帕金森病以外的帕金森综合征。 6. 受试者和（或）共同参与者电话访视 定义详见本表第 4 条。 7. 家庭报告 当家庭中的共同参与者报告受试者已经被诊断为某种疾病时，可填写家庭报告代码。大多数情况下，仅凭家庭报告不能直接诊断轻度认知功能损害、额颞叶变性亚型或者帕金森病以外的帕金森综合征。

第四节 受试者用药情况

本节介绍了 UDS 3.0 版操作指南表 A4（Subject Medications）的内容，包括受试者两周内所使用药物情况。

一、受试者用药情况：操作指南

注：本表的目的是记录本次访视前两周内，受试者所服用过的所有处方药。非处方药（over the counter，OTC）不需要记录，但是需要一个常见的非处方药的简短清单。本表列出受试者最常用的 100 种药物，药品的通用名称按字母顺序排列。一个或多个品牌名称已在括号中列出。

受试者目前是否正在用药？ □ 0 否（表格到此结束） □ 1 是

	药品名称	药品代码		药品名称	药品代码
□	对乙酰氨基酚 - 氢可酮（vicodin）	d03428	□	雌二醇 (estrace, estrogel, fempatch)	d00537
□	沙丁胺醇 (proventil,ventolin,volmax)	d00749	□	依折麦布 (zetia)	d04824
□	阿仑膦酸钠 (fosamax)	d0384	□	硫酸亚铁 (feroSul, iron supplement)	d03824
□	别嘌醇 (allopurinol, lopurim, zyloric)	d00023	□	非索非那定 (allegra)	d04040
□	阿普唑仑 (niravam, xanax)	d00168	□	非那雄胺 (propecia, proscar)	d00563
□	氨氯地平 (norvasc)	d00689	□	氟西汀 (prozac)	d00236
□	阿替洛尔 (senormin, tenormin)	d00004	□	氟替卡松 (flovent)	d01296
□	阿托伐他汀 (lipitor)	d04105	□	丙酸氟替卡松鼻 (flonase, veramyst)	d04283
□	贝那普利 (lotensin)	d00730	□	沙美特罗 - 氟替卡松 (advair)	d04611
□	安非他酮 (bupropin, wellbutrin, zyban)	d00181	□	呋塞米 (lasix)	d00070
□	醋酸钙 (calphron, phosLo)	d03689	□	加巴喷丁 (neurontin)	d03182
□	卡比多巴 - 左旋多巴 (atamet, sinemet)	d03473	□	加兰他敏 (razadyne, reminyl)	d04750
□	卡维地洛 (coreg, carvedilol)	d03847	□	格列吡嗪 (glucotrol)	d00246
□	塞来昔布 (celebrex)	d04380	□	氢氯噻嗪 (esidrix, hydrodiuril)	d00253
□	西替利嗪 (zyrtec)	d03827	□	氨苯蝶啶 - 氢氯噻嗪片 (dyazide)	d03052
□	西酞普兰 (celexa)	d04332	□	拉坦前列素 (xalatan)	d04017
□	氯硝西泮 (klonopin)	d00197	□	左甲状腺素钠 (levothroid, levoxyl, synthroid)	d00278
□	氯吡格雷 (plavix)	d04258	□	赖诺普利 (prinivil, zestril)	d00732
□	共轭雌激素 (cenestin, premarin)	d00541	□	劳拉西泮 (ativan)	d00149
□	氰钴胺素 (neuroforte-R, vitamin B_{12})	d00413	□	氯沙坦 (cozaar)	d03821
□	地高辛 (digitek, lanoxin)	d00210	□	洛伐他汀 (altocor, mevacor)	d00280
□	地尔硫䓬 (cardizem, tiazac)	d00045	□	美洛昔康 (meloxicam, mobic)	d04532
□	多奈哌齐 (donepezil, aricept)	d04099	□	美金刚胺 (namenda)	d04899

□	度洛西汀 (cymbalta)	d05355	□	二甲双胍 (glucophage, riomet)	d03807
□	依那普利 (vasotec)	d00013	□	美托洛尔 (lopressor, toprol-XL)	d00134
□	麦角钙化醇 (calciferol, disdol, vitamin D)	d03128	□	米氮平 (remeron)	d04025
□	艾司西酞普兰 (lexapro)	d04812	□	孟鲁司特钠 (singulair)	d04289
□	埃索美拉唑 (nexium)	d04749	□	萘普生 (aleve, anaprox, naprosyn)	d00019
□	烟酸 (niacor,nico-400, nicotinic acid)	d00314	□	卡巴拉汀 (exelon)	d04537
□	硝苯地平 (adalat, procardia)	d00051	□	瑞舒伐他汀 (crestor)	d04851
□	硝酸甘油 (nitro-vid, nitro-dur, nitrostat)	d00321	□	舍曲林 (zoloft)	d00880
□	ω-3 多不饱和脂肪酸 (omacor, lovaza)	d00497	□	辛伐他汀 (zocor)	d00746
□	奥美拉唑 (prilosec)	d00325	□	坦索罗辛 (flomax)	d04121
□	奥昔布宁 (ditropan, urotrol)	d00328	□	特拉唑嗪 (hytrin)	d00386
□	泮托拉唑 (protonix)	d04514	□	曲马多 (ryzolt, ultram)	d03826
□	帕罗西汀 (paxil, paxil CR, pexeva)	d03157	□	曲唑酮 (desyrel)	d00395
□	氯化钾 (K-kur 10, K-lor, slow-K)	d00345	□	缬沙坦 (diovan)	d04113
□	普伐他汀 (pravachol)	d00348	□	万拉法新 (effexor)	d03181
□	喹硫平 (seroquel)	d04220	□	华法林 (coumadin, jantoven)	d00022
□	雷尼替丁 (zantac)	d00021	□	唑吡坦 (ambien)	d00910

对于每种服用过的药品，找到并选择相应的复选框。如果一种药品未被记录在列表中，在表格末尾的具体说明栏填写药品名称。所有药品必须按照相关规定的药品代码记录。

一般常见药品（但也可能是处方药）：

	药品名称	药品代码		药品名称	药品代码
□	对乙酰氨基酚 (anacin, tempra, tylenol)	d00049	□	布洛芬 (advil, motrin, nuprin)	d00015
□	抗坏血酸 (C complex, vitamin C)	d00426	□	氯雷他定 (alavert, claritin, dimetapp, tavist)	d03050
□	阿司匹林	d00170	□	褪黑素 (melatonin, melatonin time release)	d04058
□	碳酸钙 (rolaids, tums)	d00425	□	复合维生素	d03140
□	钙维生素 D(dical-D, *O*-Cal-*D*)	d03137	□	多种维生素和矿物质	d03145
□	胆钙化醇 (vitamin D_3, replesta)	d03129	□	聚乙二醇 3350(miralax)	d05350
□	氨基葡萄糖和软骨素 (cidaflex, osteo bi-flex)	d04420	□	洋车前草 (fiberall, metamucil)	d01018
□	多库酯 (calcium stool softener, dioctyl SS)	d01021	□	吡哆醇 (vitamin B_6)	d00412
□	叶酸 (folic acid)	d00241	□	泛醌 (Co Q-10)	d04523
□	氨基葡萄糖 (hydrochloride)	d04418	□	维生素 E (aquavite-E, centrum singles)	d00405

如果药品不是上面列出的，请指出药品

□（具体说明：）______________________________d__________

□（具体说明：）______________________________d__________

□（具体说明：）______________________________d__________

□（具体说明：）______________________________d__________

□（具体说明：）______________________________d__________

二、受试者用药情况表

ADC 名称：______________ 受试者 ID：________________ 填表日期：_____________
访视序号：______________ 检查者姓名首字母：______________________

说明：本表由临床医生或 ADC 工作人员填写，旨在记录此次访视前两周内受试者服用过的所有处方药。若处方药未在此列出，请按照本表表尾的说明进行填写。非处方药（OTC）不需要记录，但需要一个常见的处方或非处方药的简短清单。

受试者目前是否正在用药？ □ 0 否（表格到此结束） □ 1 是

	药品名称	药品代码		药品名称	药品代码
□	对乙酰氨基酚氢可酮（vicodin）	d03428	□	雌二醇 (estrace, estrogel, fempatch)	d00537
□	沙丁胺醇 (proventil,ventolin,volmax)	d00749	□	依折麦布 (zetia)	d04824
□	阿仑膦酸钠 (fosamax)	d0384	□	硫酸低铁 (feroSul, iron supplement)	d03824
□	别嘌醇 (allopurinol, lopurim, zyloric)	d00023	□	非索非那定 (allegra)	d04040
□	阿普唑仑 (niravam, xanax)	d00168	□	非那雄胺 (propecia, proscar)	d00563
□	氨氯地平 (norvasc)	d00689	□	氟西汀 (prozac)	d00236
□	阿替洛尔 (senormin, tenormin)	d00004	□	氟替卡松 (flovent)	d01296
□	阿托伐他汀 (lipitor)	d04105	□	丙酸氟替卡松鼻 (flonase, veramyst)	d04283
□	贝那普利 (lotensin)	d00730	□	沙美特罗氟替卡松 (advair)	d04611
□	安非他酮 (bupropi, wellbutrin, zyban)	d00181	□	呋塞米 (lasix)	d00070
□	醋酸钙 (calphron, phosLo)	d03689	□	加巴喷丁 (neurontin)	d03182
□	卡比多巴 - 左旋多巴 (atamet, sinemet)	d03473	□	加兰他敏 (razadyne, reminyl)	d04750
□	卡维地洛 (coreg, carvedilol)	d03847	□	格列吡嗪 (glucotrol)	d00246
□	塞来昔布 (celebrex)	d04380	□	氢氯噻嗪 (esidrix, hydrodiuril)	d00253
□	西替利嗪 (zyrtec)	d03827	□	氨苯蝶啶 - 氢氯噻嗪 (dyazide)	d03052
□	西酞普兰 (celexa)	d04332	□	拉坦前列素 (xalatan)	d04017
□	氯硝西泮 (klonopin)	d00197	□	左甲状腺素钠 (levothroid, levoxyl, synthroid)	d00278
□	氯吡格雷 (plavix)	d04258	□	赖诺普利 (prinivil, zestril)	d00732
□	共轭雌激素 (cenestin, premarin)	d00541	□	劳拉西泮 (ativan)	d00149
□	氰钴胺素 (neuroforte-R, vitamin B_{12})	d00413	□	氯沙坦 (cozaar)	d03821
□	地高辛 (digitek, lanoxin)	d00210	□	洛伐他汀 (altocor, mevacor)	d00280
□	地尔硫䓬 (cardizem, tiazac)	d00045	□	美洛昔康 (meloxicam, mobic)	d04532
□	多奈哌齐 (donepezil, aricept)	d04099	□	美金刚胺 (namenda)	d04899
□	度洛西汀 (cymbalta)	d05355	□	二甲双胍 (glucophage, riomet)	d03807
□	依那普利 (vasotec)	d00013	□	美托洛尔 (lopressor, toprol-XL)	d00134
□	麦角钙化醇 (calciferol, disdol, vitamin D)	d03128	□	米氮平 (remeron)	d04025
□	艾司西酞普兰 (lexapro)	d04812	□	孟鲁司特钠 (singulair)	d04289
□	埃索美拉唑 (nexium)	d04749	□	萘普生 (aleve, anaprox, naprosyn)	d00019

□	烟酸 (niacor, nico-400, nicotinic acid)	d00314	□	卡巴拉汀 (exelon)	d04537
□	硝苯地平 (adalat, procardia)	d00051	□	瑞舒伐他汀 (crestor)	d04851
□	硝酸甘油 (nitro-bid, nitro-dur, nitrostat)	d00321	□	舍曲林 (zoloft)	d00880
□	ω-3 多不饱和脂肪酸 (omacor, lovaza)	d00497	□	辛伐他汀 (zocor)	d00746
□	奥美拉唑 (prilosec)	d00325	□	坦索罗辛 (flomax)	d04121
□	奥昔布宁 (ditropan, urotrol)	d00328	□	特拉唑嗪 (hytrin)	d00386
□	泮托拉唑 (protonix)	d04514	□	曲马多 (ryzolt, ultram)	d03826
□	帕罗西汀 (paxil, paxil CR, pexeva)	d03157	□	曲唑酮 (desyrel)	d00395
□	氯化钾 (K-dur 10, K-lor, slow-K)	d00345	□	缬沙坦 (diovan)	d04113
□	普伐他汀 (pravachol)	d00348	□	万拉法新 (effexor)	d03181
□	喹硫平 (seroquel)	d04220	□	华法林 (coumadin, jantoven)	d00022
□	雷尼替丁 (zantac)	d00021	□	唑吡坦 (ambien)	d00910
一般常见药品（但也可能是处方药）：					
	药品名称	药品代码		药品名称	药品代码
□	对乙酰氨基酚 (anacin, tempra, tylenol)	d00049	□	布洛芬 (advil, motrin, nuprin)	d00015
□	抗坏血酸 (C complex, vitamin C)	d00426	□	氯雷他定 (alavert, claritin, dimetapp, tavist)	d03050
□	阿司匹林	d00170	□	褪黑素 (melatonin, melatonin time release)	d04058
□	碳酸钙 (rolaids, tums)	d00425	□	复合维生素	d03140
□	钙维生素 D(dical-D, *O*-Cal-*D*)	d03137	□	多种维生素和矿物质	d03145
□	胆钙化醇 (vitamin D3, replesta)	d03129	□	聚乙二醇 3350(miralax)	d05350
□	氨基葡萄糖和软骨素 (cidaflex, osteo Bi-flex)	d04420	□	洋车前草 (fiberall, metamucil)	d01018
□	多库酯 (calcium stool softener, dioctyl SS)	d01021	□	吡哆醇 (vitamin B_6)	d00412
□	叶酸 (folic acid)	d00241	□	泛醌 (Co Q-10)	d04523
□	氨基葡萄糖 (hydrochloride)	d04418	□	维生素 E (aquavite-E, centrum singles)	d00405

如果药品不是上面列出的，请指出药品

□（具体说明：）____________________ d________

□（具体说明：）____________________ d________

□（具体说明：）____________________ d________

□（具体说明：）____________________ d________

□（具体说明：）____________________ d________

第五节　受试者健康史

本节介绍了 UDS 3.0 版操作指南表 A5（subject health history）的内容，包括受试者的吸烟史、饮酒史、既往疾病史等。

一、受试者健康史：操作指南

1. 吸烟史和饮酒史	
吸烟史	
1a. 受试者在最近 30 天里是否吸烟?	□ 0 否　□ 1 是　□ 9 未知
1b. 受试者到目前为止吸烟是否超 100 支？ （如果选择否或未知，跳转至问题 1f)	□ 0 否　□ 1 是　□ 9 未知
1c. 共吸烟多少年（99 ＝未知）：___ ___ ___	
如果总吸烟年数未知，请受试者和（或）共同参与者估计，如果他不能估计确切的年数，填写 99 ＝未知。	
1d. 平均每天吸几盒烟?	□ 1　小于半盒 □ 2　半盒到小于 1 盒 □ 3　1 盒到小于 1.5 盒 □ 4　1.5 盒到小于 2 盒 □ 5　2 盒或更多 □ 9　未知
1e. 如果受试者已经戒烟，请填写戒烟时的年龄 ___ ___ ___（888 ＝ N/A, 999 ＝未知）	
如果确实不知道年龄，请受试者和（或）共同参与者估计，如果他不能估计确切的年数，填写 999 ＝未知。 如果他仍在吸烟，填写 888 ＝ N/A。	
饮酒史	
1f. 受试者在过去的 3 个月内是否饮酒	□ 0 否（跳转至问题 2a） □ 1 是 □ 9 未知（跳转至问题 2a）
如果在过去的 3 个月内饮用过含酒精的饮品，选择 1 ＝是。	

1g. 在过去的 3 个月内，受试者多久喝一次含酒精的饮品，如葡萄酒、果酒、啤酒、麦芽酒或烈酒？	□ 0 一个月少于一次 □ 1 一个月一次 □ 2 每周一次 □ 3 一周数次 □ 4 每天或几乎每天都喝 □ 9 未知

对于下面问题 2 ～ 7 的部分，记录本次访问中是否存在以下病史，由临床医生询问受试者和知情者之后做出最佳判断。

注意：

• 不存在	无法从受试者和共同参与者的面谈信息明确
• 最近 / 活跃	与受试者和共同参与者提供的信息相符合，并且发生在一年之内，或需要积极治疗
• 曾经有 / 不活跃	存在或发生在过去（一年之前），但目前得到解决或没有再治疗
• 不详	从与受试者和共同参与者的面谈中得到的信息不足

2. 心血管疾病	不存在	最近 / 活跃	曾经有 / 不活跃	未知
2a. 心脏病发作 / 心搏骤停（如果不存在或未知，跳转至问题 2b）	□ 0	□ 1	□ 2	□ 9
2a1. 不止一次的心脏病发作 □ 0 ＝否 □ 1 ＝是 □ 9 ＝未知				
2a2. 最近一次心脏病发作的年份（9999 ＝未知）__________				

如果确实不知道年份，请受试者和（或）共同参与者估计，如果他不能估计确切的年份，请在问题 2a2 中填写 9999 ＝未知。

2b. 心房颤动	□ 0	□ 1	□ 2	□ 9
2c. 血管成形术 / 动脉内膜剥除术 / 支架	□ 0	□ 1	□ 2	□ 9
2d. 心脏搭桥手术	□ 0	□ 1	□ 2	□ 9
2e. 心脏起搏器和（或）除颤器	□ 0	□ 1	□ 2	□ 9
2f. 充血性心力衰竭	□ 0	□ 1	□ 2	□ 9
2g. 心绞痛	□ 0	□ 1	□ 2	□ 9
2h. 心脏瓣膜置换或修复	□ 0	□ 1	□ 2	□ 9
2i. 其他心脏疾病（具体说明）__________	□ 0	□ 1	□ 2	□ 9

询问受试者是否存在除了问题 2a ～ 2h 以外的任何心血管疾病。如果没有，选择 0 ＝无，如果有，记录在相应的空白处，并选择适当的选项，1 ＝最近 / 活跃或 2 ＝曾经有 / 不活跃。

3. 脑血管疾病	不存在	最近 / 活跃	曾经有 / 不活跃	未知
3a. 脑卒中 – 根据病史，未经检查（无须影像学诊断）（如果不存在或未知，跳转至问题 3b）	□ 0	□ 1	□ 2	□ 9
3a1. 不止一次脑卒中 □ 0 否 □ 1 是 □ 9 未知				

这个问题的重点是所提及的脑卒中病史，包括访视中对于受试者和（或）共同参与者所记录的脑卒中病史。无须根据体格检查中得到的脑卒中依据或影像学证据来证明。

3a2. 最近一次脑卒中发病的年份（9999＝未知）＿＿＿＿＿

如果确实不知道年份，请受试者和（或）共同参与者估计，如果他不能估计确切的年份，请在问题 3a2 中填写 9999＝未知。

3b 短暂性脑缺血发作（TIA） （如果不存在或未知，跳转至问题 4a）	□ 0	□ 1	□ 2	□ 9

3b1. 不止一次发生 TIA　□ 0 否 □ 1 是 □ 9 未知

3b2. 最近一次 TIA 发病的年份（9999＝未知）＿＿＿＿＿

如果确实不知道年份，请受试者和（或）共同参与者估计，如果他不能估计确切的年份，请在问题 3b2 中填写 9999＝未知。

4. 神经系统疾病	不存在	最近 / 活跃	曾经有 / 不活跃	未知
4a. 帕金森病（如果不存在或未知，跳转至问题 4b)	□ 0	□ 1		□ 9

4a1. 做出帕金森病诊断的年份（9999＝未知）＿＿＿＿＿

如果确实不知道年份，请受试者和（或）共同参与者估计，如果他不能估计确切的年份，请在问题 4a1 中填写 9999＝未知。

4b. 其他帕金森综合征（如进行性核上性麻痹（PSP）、皮质基底节变性（CBD）） (如果不存在或未知，跳转至问题 4c)	□ 0	□ 1		□ 9

问题 4b 关注的重点是以帕金森病样症状为特点的疾病，如皮质基底节变性、进行性核上性麻痹、多系统萎缩 (multiple system atrophy, MSA)、血管性疾病导致的帕金森综合征和药物诱发的帕金森综合征。

4b1. 做出其他帕金森综合征诊断的年份（9999＝未知）＿＿＿＿＿

如果确实不知道年份，请受试者和（或）共同参与者估计，如果他不能估计确切的年份，请在问题 4b1 中填写 9999＝未知。

4c. 癫痫	□ 0	□ 1	□ 2	□ 9
4d. 创伤性脑损伤（TBI） （如果不存在或未知，跳转至问题 5a)	□ 0	□ 1	□ 2	□ 9

任何被报告的创伤性脑损伤，包括轻度创伤性脑损伤和不伴意识丧失的创伤性脑损伤。

4d1. TBI 伴短暂性意识丧失（<5 分钟）

□ 0 否 □ 1 一次 □ 2 反复 / 多次 □ 9 未知

4d2. TBI 伴长时间的意识丧失（5 分钟或更长时间）

□ 0 否 □ 1 一次 □ 2 反复 / 多次 □ 9 未知

4d3. TBI 不伴意识丧失（可能因爆炸或运动损伤导致）

□ 0 否 □ 1 一次 □ 2 反复 / 多次 □ 9 未知

如果受试者已发生多次创伤性脑损伤并伴意识丧失，但受试者并不清楚每次发生的时间，则在问题 4d1 和 4d2 中选择 9 ＝未知。对于问题 4d1、4d2 或 4d3，受试者明确知道至少有一次发病，但不能确定是否多于一次，选择 1 ＝一次，如果日后有更多支持反复或多次发病的信息，可更改本表中的选择为 2 ＝反复 / 多次。

4d4. 最近一次创伤性脑损伤发病的年份（9999 ＝未知）＿＿＿＿＿＿

如果确实不知道年份，请受试者和（或）共同参与者估计，如果他不能估计确切的年份，请在问题 4b4 中填写 9999 ＝未知。

5. 系统性疾病	不存在	最近 / 活跃	经有 / 不活跃	未知
对于下列任何状况，如果仍需要积极的管理和（或）治疗，请选择“最近 / 活跃”。				
5a. 糖尿病（如果不存在或未知，跳转至问题 5b）	□ 0	□ 1	□ 2	□ 9
5a1. 现患或曾患属于哪种类型 □ 1 1 型 □ 2 2 型 □ 3 其他类型（尿崩症、隐匿性自身免疫性糖尿病 /1.5 型、妊娠糖尿病） □ 9 未知				
5b. 高血压	□ 0	□ 1	□ 2	□ 9
5c. 高胆固醇血症	□ 0	□ 1	□ 2	□ 9
5d. 维生素 B_{12} 缺乏症	□ 0	□ 1	□ 2	□ 9
5e. 甲状腺疾病	□ 0	□ 1	□ 2	□ 9
5f. 关节炎（如果不存在或未知，跳转至问题 5g）	□ 0	□ 1	□ 2	□ 9
5f1. 关节炎类型 □ 1 类风湿 □ 2 骨关节炎 □ 3 其他（具体说明）＿＿＿＿＿＿ □ 9 未知				
如果受试者既有类风湿关节炎又有骨关节炎，选择 1 ＝类风湿。				
5f2. 系统性疾病（可多选） 5f2a. □ 1 上肢　5f2b. □ 1 下肢 5f2c. □ 1 脊柱　5f2d. □ 1 未知				
5g. 失禁－尿失禁	□ 0	□ 1	□ 2	□ 9
5h. 失禁－大便失禁	□ 0	□ 1	□ 2	□ 9
5i. 睡眠呼吸暂停综合征	□ 0	□ 1	□ 2	□ 9
5j. 快速眼动睡眠行为障碍（RBD）	□ 0	□ 1	□ 2	□ 9
5k. 失眠	□ 0	□ 1	□ 2	□ 9
5l. 其他睡眠障碍（具体说明）＿＿＿＿＿＿＿＿	□ 0	□ 1	□ 2	□ 9
询问受试者是否有任何除了问题 5i ~ 5k之外的睡眠障碍，如果没有，选择 1 ＝不存在。如果有，在空白处作记录，并选择相应的选项：1 ＝最近 / 活跃或 2 ＝曾经有 / 不活跃。				

6. 物质滥用	不存在	最近 / 活跃	曾经有 / 不活跃	未知
6a. 酒精滥用：在 12 个月内，酗酒导致的临床表现严重影响其工作、驾驶、法律行为或社会活动等方面	□ 0	□ 1	□ 2	□ 9
6b. 其他物质滥用：在 12 个月内，其他滥用药物导致的临床表现严重影响其工作、驾驶、法律行为或者社会活动等方面 （如果不存在或未知，跳转至问题 7a）	□ 0	□ 1	□ 2	□ 9
6b1. 如果选择“最近 / 活跃”或“曾经有 / 不活跃”，指明滥用的药物 ________				
如果在过去使用过除酒精以外的多种物质，并且在过去 12 个月内至少使用了其中一种物质，引起工作、驾驶、法律行为或社会活动等方面的问题，在滥用物质的区域内选择最近 / 活跃。如果使用过多种物质，但是不在过去的 12 个月以内，在滥用物质的区域内选择曾经有 / 不活跃。				

7. 由内科医师诊断或进行治疗的精神疾病	不存在	最近 / 活跃	曾经有 / 不活跃	未知
7a. 创伤后应激障碍（PTSD）	□ 0	□ 1	□ 2	□ 9
在访视过程中，确定受试者和（或）共同参与者所报告的创伤后应激障碍是根据医生确定的。				
7b. 双相情感障碍	□ 0	□ 1	□ 2	□ 9
在访视过程中，确定受试者和（或）共同参与者所报告的双相情感障碍是根据医生诊断而确定的。				
7c. 精神分裂症	□ 0	□ 1	□ 2	□ 9
在访视过程中，确定受试者和（或）共同参与者所报告的精神分裂症是根据医生诊断而确定的。				
7d. 抑郁症	□ 0	□ 1	□ 2	□ 9
7d1. 近两年内是否患过抑郁症 □ 0 ＝否□ 1 ＝是□ 9 ＝未知 7d2. 两年前是否患过抑郁症 □ 0 ＝否□ 1 ＝是□ 9 ＝未知				
在访视过程中，确定受试者和（或）共同参与者所报告的精神分裂症是根据医生诊断而确定的。				
7e. 焦虑症	□ 0	□ 1	□ 2	□ 9
7f. 强迫症（OCD）	□ 0	□ 1	□ 2	□ 9
7g. 进行性神经精神障碍［如自闭症谱系障碍 (ASD)、注意力缺陷多动障碍 (ADHD)、阅读障碍］	□ 0	□ 1	□ 2	□ 9
7h. 其他精神疾病 （如果不存在或未知，表格到此结束） 7h1. 如果其他精神疾病中选择“最近 / 活跃”或“曾经有 / 不活跃”，具体说明 __________	□ 0	□ 1	□ 2	□ 9
询问受试者是否有任何除了问题 7a ～ 7g 之外的精神疾病，如果没有，选择 1 ＝不存在。如果有，在空格处进行记录，并选择 1 ＝最近 / 活跃或 2 ＝曾经有 / 不活跃。				

二、受试者健康史表

ADC 名称：________________ 受试者 ID：________________ 填表日期：________________
访视序号：________________ 检查者姓名首字母：________________

说明：本表由临床医生或 ADC 工作人员填写。补充说明及举例见本节受试者健康史操作指南。每个问题限选一个选项。

1. 吸烟史和饮酒史	
吸烟史	
1a. 受试者在最近 30 天里是否吸烟?	□ 0 否　□ 1 是　□ 9 未知
1b. 受试者目前为止吸烟是否超 100 支？ (如果选择否或未知，跳转至问题 1f)	□ 0 否　□ 1 是　□ 9 未知
1c. 共吸烟多少年（99= 未知）：__________	
1d. 平均每天吸几盒烟	□ 1　小于半盒 □ 2　半盒到小于 1 盒 □ 3　1 盒到小于 1.5 盒 □ 4　1.5 盒到小于 2 盒 □ 5　2 盒或更多 □ 9　未知
1e. 如果受试者已经戒烟，请填写戒烟时的年龄 __________ (888=N/A, 999 = 未知）	
饮酒史	
1f. 受试者在过去的 3 个月内是否饮酒	□ 0 否（跳转至问题 2a） □ 1 是 □ 9 未知（跳转至问题 2a）
1g. 在过去的 3 个月内，受试者多久喝一次含酒精的饮料，如葡萄酒、啤酒、麦芽酒或烈酒?	
	□ 0 一个月少于一次 □ 1 一个月一次 □ 2 每周一次 □ 3 一周数次 □ 4 每天或几乎每天都喝 □ 9 未知
对于下面问题 2 ~ 7 的部分，记录本次访问中以下病史的存在或缺失，由临床医生询问受试者和知情者之后做出最佳判断。	

注意：
- 不存在　无法从受试者和共同参与者的面谈信息明确
- 最近 / 活跃　与受试者和共同参与者提供的信息相符合，并且发生在一年之内或需要积极治疗
- 曾经有 / 不活跃　存在或发生在过去（一年之前），但目前得到解决或没有再治疗
- 不详　从与受试者和共同参与者的面谈中得到的信息不足

2. 心血管疾病	不存在	最近 / 活跃	曾经有 / 不活跃	未知
2a. 心脏病发作 / 心搏骤停（如果不存在或未知，跳转至问题 2b） 2a1. 不止一次的心脏病发作 □ 0 否 □ 1 是 □ 9 未知 2a2. 最近一次心脏病发作的年份（9999= 未知）___ ___ ___	□ 0	□ 1	□ 2	□ 9
2b. 心房颤动	□ 0	□ 1	□ 2	□ 9
2c. 血管成形术 / 动脉内膜剥除术 / 支架	□ 0	□ 1	□ 2	□ 9
2d. 心脏搭桥手术	□ 0	□ 1	□ 2	□ 9
2e. 心脏起搏器和（或）除颤器	□ 0	□ 1	□ 2	□ 9
2f. 充血性心力衰竭	□ 0	□ 1	□ 2	□ 9
2g. 心绞痛	□ 0	□ 1	□ 2	□ 9
2h. 心脏瓣膜置换或修复	□ 0	□ 1	□ 2	□ 9
2i. 其他心脏疾病（具体说明）___________	□ 0	□ 1	□ 2	□ 9
3. 脑血管疾病	**不存在**	**最近 / 活跃**	**曾经有 / 不活跃**	**未知**
3a. 脑卒中 - 根据病史，未经检查（无须影像学诊断） （如果没有或未知，跳转至 3b） 3a1. 不止一次脑卒中 □ 0 否 □ 1 是 □ 9 未知 3a2. 最近一次脑卒中发病的年份（9999= 未知）___ ___ ___	□ 0	□ 1	□ 2	□ 9
3b. 短暂性脑缺血发作（TIA） （如果不存在或未知，跳转至问题 4a） 3b1. 不止一次发生 TIA □ 0 否 □ 1 是 □ 9 未知 3b2. 最近一次 TIA 发病的年份（9999= 未知）___ ___ ___	□ 0	□ 1	□ 2	□ 9
4. 神经系统疾病	**不存在**	**最近 / 活跃**	**曾经有 / 不活跃**	**未知**
4a. 帕金森病（如果不存在或未知，跳转至问题 4b) 4a1. 做出帕金森病诊断的年份（9999= 未知）___ ___ ___	□ 0	□ 1		□ 9

4b. 其他帕金森综合征（如进行性核上性麻痹（PSP）、皮质基底节变性（CBD））(如果不存在或未知，跳转至问题 4c)	□ 0	□ 1		□ 9
4b1. 做出其他帕金森综合征诊断的年份（9999= 未知）__________				
4c. 癫痫	□ 0	□ 1	□ 2	□ 9
4d. 创伤性脑损伤（TBI） （如果不存在或未知，跳转至问题 5a)	□ 0	□ 1	□ 2	□ 9
4d1. TBI 伴短暂性意识丧失（<5 分钟） □ 0 否　□ 1 一次　□ 2 反复 / 多次　□ 9 未知 4d2. TBI 伴长时间的意识丧失（5 分钟或更长时间） □ 0 否　□ 1 一次　□ 2 反复 / 多次　□ 9 未知 4d3. TBI 不伴意识丧失（可能因爆炸或运动损伤导致） □ 0 否　□ 1 一次　□ 2 反复 / 多次　□ 9 未知 4d4. 最近一次创伤性脑损伤发病的年份（9999= 未知）__________				
5. 系统性疾病	不存在	最近 / 活跃	曾经有 / 不活跃	未知
对于下列任何状况，如果仍需要积极的管理和（或）治疗，请选择“最近 / 活跃”。				
5a. 糖尿病（如果不存在或未知，跳转至问题 5b） 5a1. 现患或曾患属于哪种类型 □ 1 1 型 □ 2 2 型 □ 3 其他类型（尿崩症、隐匿性自身免疫性糖尿病 /1.5 型、妊娠糖尿病） □ 9 未知	□ 0	□ 1	□ 2	□ 9
5b. 高血压	□ 0	□ 1	□ 2	□ 9
5c. 高胆固醇血症	□ 0	□ 1	□ 2	□ 9
5d. 维生素 B_{12} 缺乏症	□ 0	□ 1	□ 2	□ 9
5e. 甲状腺疾病	□ 0	□ 1	□ 2	□ 9
5f. 关节炎 (如果不存在或未知，跳转至问题 5g） 5f1. 关节炎类型 □ 1 类风湿　□ 2 骨关节炎 □ 3 其他（具体说明）__________　□ 9= 未知	□ 0	□ 1	□ 2	□ 9
5f2. 受影响的区域（可多选） 5f2a. □ 1 上肢　5f2b. □ 1 下肢 5f2c. □ 1 脊柱　5f2d. □ 1 未知				

5. 系统性疾病（续表）	不存在	最近 / 活跃	曾经有 / 不活跃	未知
5g. 失禁 - 尿失禁	□ 0	□ 1	□ 2	□ 9
5h. 失禁 - 大便失禁	□ 0	□ 1	□ 2	□ 9
5i. 睡眠呼吸暂停综合征	□ 0	□ 1	□ 2	□ 9
5j. 快速眼动睡眠行为障碍（RBD）	□ 0	□ 1	□ 2	□ 9
5k. 失眠	□ 0	□ 1	□ 2	□ 9
5l. 其他睡眠障碍（具体说明）______	□ 0	□ 1	□ 2	□ 9
6. 药物滥用	**不存在**	**最近 / 活跃**	**曾经有 / 不活跃**	**未知**
6a. 酒精滥用：在 12 个月内，酗酒导致的临床表现严重影响其工作、驾驶、法律行为或社会活动等方面。	□ 0	□ 1	□ 2	□ 9
6b. 其他物质滥用：在 12 个月内，其他滥用药物导致的临床表现严重影响其工作、驾驶、法律行为或者社会活动等方面。（如果不存在或未知，跳转至问题 7a）	□ 0	□ 1	□ 2	□ 9
6b1. 如果选择“最近 / 活跃”或“曾经有 / 不活跃”，指明滥用的药物 ________				
7. 由内科医师诊断或进行治疗的精神疾病	**不存在**	**最近 / 活跃**	**曾经有 / 不活跃**	**未知**
7a. 创伤后应激障碍（PTSD）	□ 0	□ 1	□ 2	□ 9
7b. 双相情感障碍	□ 0	□ 1	□ 2	□ 9
7c. 精神分裂症	□ 0	□ 1	□ 2	□ 9
7d. 抑郁症	□ 0	□ 1	□ 2	□ 9
7d1. 近两年内是否患过抑郁症 □ 0 否 □ 1 是 □ 9 未知 7d2. 两年前是否患过抑郁症 □ 0 否 □ 1 是 □ 9 未知				
7e. 焦虑症	□ 0	□ 1	□ 2	□ 9
7f. 强迫症（OCD）	□ 0	□ 1	□ 2	□ 9
7g. 进行性神经精神障碍（如自闭症谱系障碍（ASD）、注意力缺陷多动障碍（ADHD）、阅读障碍）	□ 0	□ 1	□ 2	□ 9
7h. 其他精神疾病 （如果不存在或未知，表格到此结束） 7h1. 如果其他精神疾病中选择“最近 / 活跃”或“曾经有 / 不活跃”，具体说明 _________	□ 0	□ 1	□ 2	□ 9

第二章

认知功能损害程度评估

本章编写目的是采集受试者临床相关数据，为接下来的临床诊断提供有效的信息，辅助医生进行临床诊断，提供统计学资料。

第一节　受试者一般状况

本节介绍了 UDS 3.0 版操作指南表 B1（physical）的内容，包括受试者的身高、体重、血压、心率、视力、听力等信息的采集。

一、受试者一般状况：操作指南

受试者身体状况评估
1. 受试者身高（cm）　　＿＿＿（88.8 ＝无法测定）
若身高不可测量（如受试者乘坐轮椅或无法站立），填写 88.8 ＝无法测定。
2. 受试者体重（kg）　　＿＿＿（888 ＝无法测定）
若体重不可测量（如受试者乘坐轮椅或无法站立），填写 888 ＝无法测定。
3. 受试者血压初读数（坐姿）［mmHg（1mmHg=0.133kPa）］＿＿＿/＿＿＿（888/888 ＝无法测定）
填写第一次读数时得到的血压值（即若测量了两次血压则填写第一次测量所得血压值）。若无法得知血压，则填写 888/888 ＝收缩压值和舒张压值均无法测定。
4. 受试者静息心率 / 脉搏（次 / 分）　　＿＿＿（888 ＝无法测定）

若无法得知心率 / 脉搏，则填写 888 ＝无法测定。			
附加的身体状况观察	**否**	**是**	**未知**
5. 若不戴矫正镜片，受试者的视力是否正常？	□ 0	□ 1	□ 9
如有任何视力障碍则选择 0 ＝否（如阅读或看电视等日常活动能力下降）。			
6. 受试者平时是否戴矫正镜片？ （如果否或未知，跳转至问题 7）	□ 0	□ 1	□ 9
如果受试者戴矫正镜片进行日常活动（如阅读或看电视），则选择 1 ＝是。			
6a. 若是，那么戴矫正镜片后，受试者的视力是否正常？	□ 0	□ 1	□ 9
若佩戴矫正镜片后仍有视力障碍（如阅读或看电视等日常活动能力下降），则选择 0 ＝否。			
7. 不戴助听器，受试者听力是否正常？	□ 0	□ 1	□ 9
若存在任何听力障碍（如听收音机或电视、与家人或朋友交谈等日常活动能力下降），选择 0 ＝否。			
8. 受试者平时是否戴助听器？ （如果否或未知，表格到此结束）	□ 0	□ 1	□ 9
如果受试者戴助听器进行日常活动（如听收音机或电视、与家人或朋友交谈），则选择 1 ＝是。			
8a. 若是，那么戴助听器后，受试者的听力是否正常？	□ 0	□ 1	□ 9
若戴上助听器后仍有听力障碍（如听收音机或电视、与家人或朋友交谈等日常活动能力降下），则选择 0 ＝否。			

二、受试者一般状况评估表

ADC 名称：＿＿＿＿＿＿＿　受试者 ID：＿＿＿＿＿＿＿　填表日期：＿＿＿＿＿＿＿＿
访视序号：＿＿＿＿＿＿＿　检查者姓名首字母：＿＿＿＿＿＿＿＿＿＿＿＿

说明：本表由临床医生或 ADC 工作人员填写。补充说明及举例见本节操作指南。每个问题限选一个选项。

受试者身体状况评估			
1. 受试者身高（cm）　＿ ＿ ＿（88.8 ＝无法测定）			
2. 受试者体重（kg）　＿ ＿ ＿(888 ＝无法测定)			
3. 受试者血压初读数(坐姿)(mmHg)　＿ ＿ ＿/＿ ＿ ＿(888/888 ＝无法测定)			
4. 受试者静息心率/脉搏(次/分)　＿ ＿ ＿（888 ＝无法测定）			
附加的身体状况观察	否	是	未知
5. 若不戴矫正镜片，受试者的视力是否正常？	□ 0	□ 1	□ 9
6. 受试者平时是否戴矫正镜片？ （如果否或未知，跳转至问题 7）	□ 0	□ 1	□ 9
6a. 若是，那么戴矫正镜片后，受试者的视力是否正常？	□ 0	□ 1	□ 9
7. 不戴助听器，受试者听力是否正常？	□ 0	□ 1	□ 9
8. 受试者平时是否戴助听器？ （如果否或未知，表格到此结束）	□ 0	□ 1	□ 9
8a. 若是，那么戴助听器后，受试者的听力是否正常？	□ 0	□ 1	□ 9

第二节　整体评估－临床痴呆评定

本节介绍了UDS 3.0版操作指南表B4（clinical dementia rating（CDR）plus NACC FTLD）的内容，包括标准版及补充部分，临床痴呆评定（CDR）量表标准版包括受试者记忆、定向、判断和解决问题、工作及社交能力、家庭生活和爱好、独立生活等不同项目信息的采集，补充版本加入了受试者行为、举止及人格和语言评估等信息的采集。

一、整体评估－临床痴呆评定量表：操作指南

说明：本表由临床医生或其他受过培训的健康专业人员根据共同参与者报告和受试者行为以及神经系统检查填写。在没有共同参与者时，临床医生或其他受过培训的健康专业人员必须利用所有可用信息及最佳临床判断完成本表。只有认知功能损害导致能力减退时才评分，而如其他因素残疾等造成的能力减退则不予评分。更多信息见以下操作指南。

第1部分：标准版CDR及痴呆分期工具

利用所有信息进行最佳判断。尽可能独立地对每一类别进行打分。每一类别限选一个答案，评估由于认知功能损害而导致的正常能力下降的损伤，而如其他因素残疾等造成的损伤则无须评估。有时，判断依据不是很明确，如果功能损害严重程度介于两级之间，原则上按严重的一级进行评定，如1＝轻度或2＝中度损害，此时，标准程序是选择有更大损害的一项。

在认知功能评估中，将通过语言及非语言功能进行评估的失语症纳入考虑之中，若失语症比痴呆更为严重，则根据痴呆对受试者进行评估，并且提供非语言性认知功能损害的依据。

临床医生判断，没有记忆力损伤或轻微健忘的受试者在记忆力方面得分为0（M＝0）。形容词“轻微”表示没有迹象说明日常功能活动受到了记忆力改变的影响。相反，记忆力得分0.5表明记忆力一直有变化且该变化可能会很细微地影响到日常生活（如忘记了清单上的一样东西，而后不得不返回杂货店）。

在对CDR打分前，临床医生要综合评估所有信息：共同参与者报告，受试者报告（和表现）及临床医生自己的观察。可能一个粗心的共同参与者说没有记忆力问题而受试者自己却说有记忆力问题；若临床医生判断受试者正确，那么记忆力得0.5分（M＝0.5）。反之也成立：当共同参与者说有记忆力问题而受试者说没有问题时，记忆力仍得0.5分。若临床医生认为存在问题——即使共同参与者或受试者都说没有问题，那么临床医生也可以在记忆力一栏打0.5分（M＝0.5）。

标准CDR分数总和

计算所有答案的分数总和并在相应位置填写。

标准CDR整体评分

标准CDR整体评分衍生自下列6个项目各自的分数（“项目分数”）：

• 记忆力分数（M)是主要项目，其他都是次要项目。

• 当至少有三个次要项目与记忆力分数相同，则CDR＝M。当三个或以上次要项目得分高于或低于记忆力分数（M）时，CDR＝大多数次要项目的分数。但是，若三个次要项目分数高于（或低于）记忆力分数而其余两个次要项目与之相反，低于（或高于）记忆力分数，那么CDR＝M。

• 当M = 0.5，且至少有三个其他项目分数为1或以上，则CDR = 1。M = 0.5时，CDR分数不能为0，只能是0.5或1。

• 当M = 0，另外两个次要项目有损伤（分数为0.5或以上）时，CDR = 0.5，否则CDR = 0。

尽管这些规则适用于阿尔茨海默病的大部分情况，但是并没有涵盖所有可能的得分组合。在阿尔茨海默病及非阿尔茨海默病痴呆中也可能发生以下不正常得分情况。

1. 次要项目得分两两相同高于或低于记忆力得分时，选择离记忆力最近的分数作为CDR得分（即若记忆力和另外一个次要项目得分为3，两个次要项目得分为2，两个次要项目得分为1，那么CDR = 2）。
2. 当只有一个或两个次要项目得分与记忆力得分相同时，CDR = M，只要与记忆力得分不同的次要项目不超过两个即可。
3. 当记忆力得分为1或以上时，CDR得分不能为0；此时，若大多数次要项目得分为0，则CDR = 0.5。

请在下面项目中填写分数	损害				
	健康 CDR = 0	疑似痴呆 CDR = 0.5	轻度痴呆 CDR = 1	中度痴呆 CDR = 2	重度痴呆 CDR = 3
1. 记忆力 ___.___	无记忆力缺损或有轻度、不恒定的健忘	轻度、持续的健忘，对事情能部分回忆，属于“良性”健忘	中度记忆缺损，对近事遗忘突出，缺损对日常活动有妨碍	严重记忆缺损，能记着过去非常熟悉的事情，新发生的事情则很快遗忘	严重的记忆力丧失，仅存在片段的记忆
2. 定向力 ___.___	完全可以正确定向	除了在时间关系定向上有轻微的困难外，其余能完全正确定向	在时间关系定向上有中度困难，对测验地点可以定向，对所处的地理位置可能有失定向	严重时间关系定向损害，通常不能对时间做出定向，常有地点失定向	仅有人物定向
3. 判断力和解决问题的能力 ___.___	能很好地解决日常问题，处理商务和金融事务；对过去的表现具有良好的判断力	仅在解决问题、区分问题相似点和差异点上有轻微障碍	在解决问题、区分问题相似点和差异点上有中度障碍，对社会和社会交往的判断力通常保持	在解决问题、区分问题相似点和差异点上严重受损；对社会和社会交往的判断力通常有损害	不能做出判断或不能解决问题
4. 社会事务 ___.___	在工作、购物、志愿服务和社会团体社交方面具有正常水平的独立活动能力	在工作、购物、志愿服务和社会团体社交方面具有轻微障碍	不能独立进行这些活动；但仍可以从事其中部分活动，偶尔或临时检查似乎表现正常	不能独立进行室外活动；但可被带到家庭以外的场所参加活动	不能独立进行室外活动；病重者不能被带到家庭以外的场所参加活动
5. 家庭生活和业余爱好 ___.___	家庭生活、业余爱好、智力均保持良好	家庭生活、业余爱好、智力活动有轻微损害	家庭生活有轻度而肯定的损害；较为困难的家务事被放弃；更加复杂的爱好和兴趣被放弃	仅能做简单的家务事；兴趣活动受到很大限制，很难维持	不能进行有意义的家庭内部活动

6. 个人生活自理能力 ___·0	完全可以自理（＝0）	需要督促	在个人卫生、穿衣及保管个人物品方面需要帮助	在个人照料需要更多帮助，通常不能控制大小便
7. ___·___ 标准 CDR 分数总和				
8. ___·___ 标准 CDR 整体评分				

第 2 部分：CDR 补充部分（NACC 额颞叶变性（FTLD）行为和语言部分）

除了标准版 CDR 中的项目外，另外两个方面——“行为、举止及人格”和“语言”——已被添加至 UDS 的 CDR 补充部分中，将会对额颞叶痴呆和（或）原发性进行性失语的辨别有所帮助。由于其特殊性，每个项目的评分过程说明如下。

行为、举止及人格

本项目应由在额颞叶痴呆评估方面有经验的临床医生或其他受过培训的健康专业人员根据受试者报告及回顾受试者的认知功能、社会功能活动和行为状态进行填写。其目的是用来评估人格变化、异常行为及人际关系的变化。在这些评估准则下可能出现的具体问题包括丧失领悟力、脱抑制（个人行为的内部约束机制被解除的状态）、淡漠、社会参与能力下降、情绪不稳、注意力下降、冲动行为及在饮食习惯和餐桌礼仪上的改变。其中每一项都是影响人际关系的关键因素。

语言

本项目应由熟悉失语症及言语障碍的临床医生或其他受过培训的健康专业人员进行，根据临床交流、精神状态检查，结合受试者语言功能的临床评估信息进行填写。其目的是评估受试者语言功能的变化。主要涉及的语言要素包括即兴演讲、听理解能力、物体命名、阅读和写作。综合评估这些内容，可以测验受试者建立和理解不同形式信息的能力，而受试者生成和解读这些信息的速度对于评估也很有意义。

请在下面项目中填写得分	损害				
	健康 CDR＝0	疑似痴呆 CDR＝0.5	轻度痴呆 CDR＝1	中度痴呆 CDR＝2	重度痴呆 CDR＝3
9. 行为、举止和人格 ___·___	正常的社会行为	可疑的举止、情感变化，但行为正常	轻微而肯定的行为变化	中度行为变化，对人际关系及人际交往有重要影响	重度行为变化，使所有人际交往变得单向性
10. 语言 ___·___	无语言障碍，偶有轻微的口误	轻微的连续用词困难，词语选择简单化，反复用词，短语长度变短，轻微理解困难	谈话时中度用词困难，不能命名环境中的物体，短语长度变短，和（或）语音语法缺失，和（或）交谈及阅读困难	中度至重度的谈话和理解困难，思想交流上有难度，但写作可能略微好一些	重度的理解障碍；讲话内容让人无法理解

二、整体评估－临床痴呆评定量表

ADC 名称：______________ 受试者 ID：______________ 填表日期：________________
访视序号：______________ 检查者姓名首字母：________________________

说明：本表由临床医生或其他受过培训的健康专业人员根据共同参与者报告及受试者行为和神经系统检查填写。在没有共同参与者时，临床医生或其他受过培训的健康专业人员必须利用所有可用信息及最佳临床判断完成本表。只有认知功能损害导致能力减退时才评分，而如残疾等其他因素造成的能力减退则不予评分。更多信息见本节操作指南。

第 1 部分：标准版 CDR 及痴呆分期工具

请在下面填写分数	损害				
	健康 CDR=0	可疑痴呆 CDR=0.5	轻度痴呆 CDR=1	中度痴呆 CDR=2	重度痴呆 CDR=3
1. 记忆力 ___·___	无记忆力缺损或只有轻度、不恒定的健忘	轻度、持续地健忘，对事情能部分回忆，属于“良性”健忘	中度记忆缺损，对近事遗忘突出，缺损对日常活动有妨碍	严重记忆缺损，能记着过去非常熟悉的事情，新发生的事情则很快遗忘	严重的记忆力丧失，仅存在片段的记忆
2. 定向力 ___·___	完全可以正确定向	除了在时间关系定向上有轻微的困难外，其余能完全正确定向	在时间关系定向上有中度困难，对测验地点可以定向，对所处的地理位置可能有失定向	严重时间关系定向损害，通常不能对时间做出定向，常有地点失定向	仅有人物定向
3. 判断力和解决问题的能力 ___·___	能很好地解决日常问题，处理商务和金融事务；对过去的表现具有良好的判断力	仅在解决问题、区分问题相似点和差异点上有轻微障碍	在解决问题、区分问题相似点和差异点上有中度障碍，对社会和社会交往的判断力通常保持	在解决问题、区分问题相似点和差异点上严重受损；对社会和社会交往的判断力通常有损害	不能做出判断或不能解决问题
4. 社会事务 ___·___	在工作、购物、志愿服务和社会团体社交方面具有通常水平的独立活动能力	在工作、购物、志愿服务和社会团体社交方面具有轻微障碍	不能独立进行这些活动；但仍可以从事其中部分活动，偶尔或临时检查似乎表现正常	不能独立进行室外活动；但可被带到家庭以外的场所参加活动	不能独立进行室外活动；病重者不能被带到家庭以外的场所参加活动
5. 家庭生活和业余爱好 ___·___	家庭生活、业余爱好、智力均保持良好	家庭生活、业余爱好、智力活动有轻微损害	家庭生活有轻度而肯定的损害；较为困难的家务事被放弃；更加复杂的爱好和兴趣被放弃	仅能做简单的家务事；兴趣活动受到很大限制，很难维持	不能进行有意义的家庭内部活动
6. 个人生活自理能力 ___·0	完全可以自理（＝0）		需要督促	在个人卫生、穿衣及保管个人物品方面需要帮助	在个人照料需要更多帮助，通常不能控制大小便
7. ___·___标准 CDR 分数总和					
8. ___·___标准 CDR 整体评分					

受试者 ID：________________ 填表日期：________________ 访视序号：________________

说明：本表由临床医生或其他受过培训的健康专业人员根据共同参与者报告及受试者行为和神经检查填写。在极少数情况下没有共同参与者，临床医生或其他受过培训的健康专业人员必须利用所有其他可用信息及其最佳临床判断完成本表。只有认知功能损害导致能力减退时才评分，而如残疾等其他因素造成的能力减退则不予评分。更多信息见本节操作指南。

第 2 部分：CDR 补充部分（NACC FTLD 行为和语言部分）

请在下面填写得分	损害				
	健康 CDR=0	疑似痴呆 CDR=0.5	轻度痴呆 CDR=1	中度痴呆 CDR=2	重度痴呆 CDR=3
9. 行为、举止和人格 ___.___	正常的社会行为	可疑的举止、情感变化，但行为正常	轻微而肯定的行为变化	中度行为变化，对人际关系及人际交往有重要影响	重度行为变化，使所有人际交往变得单向性
10. 语言 ___.___	无语言障碍，偶有轻微的口误	轻微的连续用词困难，词语选择简单化，反复用词，短语长度变短，轻微理解困难	谈话时中度用词困难，不能命名环境中的物体，短语长度变短，和（或）语音语法缺失，和（或）交谈及阅读困难	中度至重度的谈话和理解困难，思想交流上有难度，但写作可能略微好一些	重度的理解障碍；讲话内容让人无法理解

第三节　简明神经精神科调查问卷

本节介绍了 UDS 3.0 版操作指南表 B5（neuropsychiatric inventory questionnaire，NPI）的内容，包括受试者记忆、妄想、幻觉、激越 / 攻击、抑郁或心境恶劣、焦虑、心情高涨 / 欣快、情感淡漠 / 漠不关心、脱抑制、易激惹 / 情绪不稳、异常的运动行为、夜间行为 / 睡眠障碍、食欲 / 进食等行为评估信息的采集。

一、简明神经精神科调查问卷：操作指南

简明神经精神科调查问卷（neuropsychiatric inventory questionnaire,NPI-Q）由标准神经精神科问卷（NPI）交叉验证得出，用于日常临床实践中神经精神症状的简要评估 (Kaufer et al., J Neuropsychiatry Clin Neurosci, 2000, 12:233-239)。NPI-Q 改编自神经精神科调查问卷（NPI）(Cummings et al., Neurology, 1994; 44:2308-2314)，知情者根据受试者近几个月的表现评估受试者的神经精神状况并填写 NPI-Q。原 NPI 包括 10 个神经精神项目，随后又添加了两项：夜间行为 / 睡眠障碍、食欲 / 进食。

NPI-Q 的 12 个项目各包含一个调查问题，反映了这个项目受试者的主要症状。对每个项目问题的初始回答为“是”（存在），“否”（不存在）或“未知”。如果对项目问题的回答是“否”或“未知”，检查者提问下一个问题。如果回答“是”，检查者要对过去一个月内出现的症状严重程度按 3 分等级（轻度、中度、重度）做出评估。

为保证 NPI-Q 的完整性和消除不确定性，建议检查者在每次访视之后复查评估结果。

说明：本表由临床医生或其他经培训的健康专业人员依据共同参与者的回答填写（作为一份纸笔作答的自我报告，本表并非由受试者填写）。NPI–Q 检查者认证信息参见本节操作指南。每一问题仅一个选项。

修改后说明：请根据自患者最初有记忆（即认知）问题以来所产生的变化回答以下问题。只有在近一个月内有该症状时选择 1 ＝是，反之，则选择 0 ＝否。

对于勾选了 1 ＝是的条目，评估其症状严重程度（对患者的影响）：

1 ＝轻度（值得注意的，但不是一个重要的改变）

2 ＝中度（显著的，但不是极大的改变）

3 ＝重度（非常明显或突出的；极大的改变）

原 NPI-Q 侧重于记录受试者最初出现记忆问题起所发生的变化。然而，为了评估非阿尔茨海默病所致的神经精神症状，编辑后的 NPI-Q 涵盖了自患者最初开始有认知问题以来所产生的变化。

对于认知正常或认知能力尚未被评估的受试者，请报告受试者在过去一个月内出现的任何行为或症状，但不包括受试者常见的行为和症状。

如果共同参与者不回答，选 9 ＝未知。

NPI 共同参与者：□ 1 ＝配偶　□ 2 ＝子女 □ 3 ＝其他 (具体说明): 1. ________________					严重程度				未知
		是	否	未知		轻度	中度	重度	
2. 妄想：患者是否有不真实的想法，如认为别人偷了他 / 她的东西或打算以某种方式伤害他 / 她？	2a.	□ 1	□ 0	□ 9	2b.	□ 1	□ 2	□ 3	□ 9

3. 幻觉：患者是否有幻觉，如幻听或幻视？他/她似乎能听到或看到一些不存在的事物？	3a.	□ 1	□ 0	□ 9	3b.	□ 1	□ 2	□ 3	□ 9
4. 激越/攻击：患者有时会非常抵触来自他人的帮助或者很难控制自己的行为吗？	4a.	□ 1	□ 0	□ 9	4b.	□ 1	□ 2	□ 3	□ 9
5. 抑郁或心境恶劣：患者看起来很悲伤或者自述很抑郁吗？	5a.	□ 1	□ 0	□ 9	5b.	□ 1	□ 2	□ 3	□ 9
6. 焦虑：患者离开你时会感到不安吗？他/她是否有其他紧张的现象，如呼吸短促、叹气、不能放松或者过度紧张？	6a.	□ 1	□ 0	□ 9	6b.	□ 1	□ 2	□ 3	□ 9
7. 情感高涨/欣快：患者是否感觉过于良好或者过度高兴？	7a.	□ 1	□ 0	□ 9	7b.	□ 1	□ 2	□ 3	□ 9
8. 情感淡漠/漠不关心：患者是否对自身的日常活动和他人的活动计划缺乏兴趣？	8a.	□ 1	□ 0	□ 9	8b.	□ 1	□ 2	□ 3	□ 9
9. 脱抑制：患者是否出现很冲动的行为？如与陌生人交谈时好像认识他/她似的，或者说一些可能会伤害别人感情的话？	9a.	□ 1	□ 0	□ 9	9b.	□ 1	□ 2	□ 3	□ 9
10. 易激惹/情绪不稳：患者是否缺乏耐心或焦躁不安？他/她难以应对延迟或等待计划好的活动吗？	10a.	□ 1	□ 0	□ 9	10b.	□ 1	□ 2	□ 3	□ 9
11. 异常运动行为：患者是否进行重复活动，如绕着房子不停地踱步、反复系纽扣、缠绕绳子或线？	11a.	□ 1	□ 0	□ 9	11b.	□ 1	□ 2	□ 3	□ 9
12. 夜间行为/睡眠障碍：患者是否晚上会吵醒别人，是否很早起床？是否白天频繁打盹？	12a.	□ 1	□ 0	□ 9	12b.	□ 1	□ 2	□ 3	□ 9
13. 食欲/进食：患者是否体重减轻或增加，他所喜欢的食物是否发生改变？	13a.	□ 1	□ 0	□ 9	13b.	□ 1	□ 2	□ 3	□ 9

二、简明神经精神科调查问卷

ADC 名称：__________ 受试者 ID：__________ 填表日期：__________ 访视序号：________
访视者姓名首字母：_______

说明：本表由临床医生或其他经培训的健康专业人员依据共同参与者的回答填写（作为一份纸笔作答的自我报告，本表并非由受试者填写）。NPI–Q 检查者认证信息参见本节操作指南。每一问题限选一个选项。

修改后说明：请根据自患者最初有记忆（即认知）问题以来所产生的变化回答以下问题。只有在近 1 个月内有该症状时选择 1 =是，反之，则选择 0 =否。
对于勾选了 1= 是的条目，评估其症状严重程度（对患者的影响）：
1 =轻度（值得注意的，但不是一个重要的改变）2 =中度（显著的，但不是极大的改变）
3 =重度（非常明显或突出的；极大的改变）

NPI 共同参与者：□ 1 =配偶 □ 2 =子女 □ 3 =其他（具体说明）： 1. ______________________		是	否	未知		严重程度			未知
						轻度	中度	重度	
2. 妄想：患者是否有不真实的想法，如认为别人偷了他 / 她的东西或打算以某种方式伤害他 / 她?	2a.	□ 1	□ 0	□ 9	2b.	□ 1	□ 2	□ 3	□ 9
3. 幻觉：患者是否有幻觉，如幻听或幻视？他 / 她似乎能听到或看到一些不存在的事物?	3a.	□ 1	□ 0	□ 9	3b.	□ 1	□ 2	□ 3	□ 9
4. 激越 / 攻击：患者有时会对来自他人的帮助很抵触或者很难控制住自己的行为吗?	4a.	□ 1	□ 0	□ 9	4b.	□ 1	□ 2	□ 3	□ 9
5. 抑郁 / 心境恶劣：患者看起来很悲伤或者自述很沮丧	5a.	□ 1	□ 0	□ 9	5b.	□ 1	□ 2	□ 3	□ 9

修改后说明：请根据自患者最初有记忆（即认知）问题以来所产生的变化回答以下问题。只有在近 1 个月内有该症状时选择 1= 是，反之，则选择 0 =否。
对于勾选了 1= 是的条目，评估其症状严重程度（对患者的影响）：
1 =轻度（值得注意的，但不是一个重要的改变）
2 =中度（显著的，但不是极大的改变）
3 =重度（非常明显或突出的；极大的改变）

		是	否	未知		严重程度			未知
						轻度	中度	重度	
6. 焦虑：患者离开你时会感到不安吗？他 / 她是否有其他紧张的征象，如呼吸短促、叹气、不能放松或者过度紧张？	6a.	□ 1	□ 0	□ 9	6b.	□ 1	□ 2	□ 3	□ 9
7. 情感高涨 / 欣快：患者是否感觉过于良好或者过度高兴？	7a.	□ 1	□ 0	□ 9	7b.	□ 1	□ 2	□ 3	□ 9
8. 情感淡漠 / 漠不关心：患者是否对自身的日常活动和他人的活动计划缺乏兴趣？	8a.	□ 1	□ 0	□ 9	8b.	□ 1	□ 2	□ 3	□ 9
9. 脱抑制：患者是否出现冲动行为？如与陌生人交谈时好像认识他 / 她似的，或者说一些可能会伤害别人感情的话？	9a.	□ 1	□ 0	□ 9	9b.	□ 1	□ 2	□ 3	□ 9
10. 易激惹 / 情绪不稳：患者是否缺乏耐心或焦躁不安？他 / 她难以应对延迟或等待计划好的活动吗？	10a.	□ 1	□ 0	□ 9	10b.	□ 1	□ 2	□ 3	□ 9
11. 异常运动行为：患者是否进行重复性活动，如绕着房子不停地踱步、反复系纽扣、缠绕绳子或线等？	11a.	□ 1	□ 0	□ 9	11b.	□ 1	□ 2	□ 3	□ 9
12. 夜间行为 / 睡眠障碍：患者是否晚上会吵醒别人，是否很早起床？是否白天频繁打盹？	12a.	□ 1	□ 0	□ 9	12b.	□ 1	□ 2	□ 3	□ 9
13. 食欲 / 进食：患者是否体重减轻或增加，他 / 她所喜欢的食物是否发生改变？	13a.	□ 1	□ 0	□ 9	13b.	□ 1	□ 2	□ 3	□ 9

第四节　老年抑郁

本节介绍了 UDS 3.0 版操作指南表 B6（geriatric depression scale，GDS）的内容，包括受试者抑郁状态等行为评估信息的采集。

一、老年抑郁量表：操作指南

本表作为一个直接的受试者访谈，由临床医生或其他受过培训的健康专业人员填写。共同参与者不需要填写本表。若您的中心更倾向于采用完整的 30 个条目的老年抑郁量表，请先完成本表的 15 个条目并进行适当的评分；然后在单独的非 UDS 表格中完成剩余的 15 个条目。 老年抑郁量表 (geriatric depression scale, GDS) 由斯坦福大学研制，作为一个基本的筛查老年人抑郁的评价方法。			
□只有当受试者出现：1. 未填写该表或 2. 答题少于 12 道时，勾选该方框并在“老年抑郁量表总分”一栏中填写“88”。			
若受试者无法完成或者不愿进行测验，选择 9 =未作答			
提示受试者：“在此次访视接下来的部分，我会问关于您感觉的问题。其中有些问题可能您不会回答，有的问题可能会让您感觉不舒服。对于每个问题，根据您在近一周内（包括今天）的感觉，您只需要回答‘是’或‘不是’”。			
	是	否	未作答
1. 你对自己的生活基本上满意吗?	□ 0	□ 1	□ 9
2. 你是否放弃了许多活动和兴趣爱好?	□ 1	□ 0	□ 9
3. 你是否觉得生活空虚?	□ 1	□ 0	□ 9
4. 你是否经常觉得无聊?	□ 1	□ 0	□ 9
5. 你是否大部分时间感觉精神状态好?	□ 0	□ 1	□ 9
6. 你是否害怕有不幸的事情要发生在你身上?	□ 1	□ 0	□ 9

7. 你是否大部分时间感到快乐？	□ 0	□ 1	□ 9
8. 你是否经常感到无助？	□ 1	□ 0	□ 9
9. 你是否愿意待在家里而不愿出去做些新鲜事？	□ 1	□ 0	□ 9
10. 你是否觉得记忆力比大多数人差？	□ 1	□ 0	□ 9
11. 你是否认为现在生活很惬意？	□ 0	□ 1	□ 9
12. 你是否觉得自己现在活得很没有价值？	□ 1	□ 0	□ 9
13. 你是否觉得精力充沛？	□ 0	□ 1	□ 9
14. 你是否觉得你的处境很绝望？	□ 1	□ 0	□ 9
15. 你是否觉得大多数人处境比你好？	□ 1	□ 0	□ 9
16. 计算所选答案得出老年抑郁量表总分（total GDS score）（最高 15 分，未完成填写 88）_______			

计算所有勾选“是”或“否”的答案的总值并在相应区域填写总分。未作答项目个数最大为 3，最终的总和必须根据未作答条目的数量按比例分配（见下方按比例分配分数说明）。但是，若有 3 个以上条目未作答，则该测验被视为不完整并在“老年抑郁量表总分”一栏填写 88 =未完成。

按比例分配分数（受试者未作答的条目达到 3 个时才需计算）：若 15 个条目中有 3 个未作答（即答案为 9 =未回答），已填写的条目分数加上未作答条目的估算分数则为总分。未作答条目的估算分数计算方法为：

作答条目总分 ÷ 作答条目数 × 未作答条目数

您需将得到的分数四舍五入。例如，若受试者 12 个作答条目得 5 分，那么估算的总分为 5 +（5 ÷ 12 × 3）= 6.25。由于该数值的小数部分小于 0.5，所以老年抑郁量表总分为 6 分。

二、老年抑郁量表

ADC 名称：______________ 受试者 ID：______________ 填表日期：______________

访视序号：______________ 检查者姓名首字母：______________

说明：本表由临床医生或其他受过培训的健康专业人员依据受试者的回答填写。补充说明及举例见本节操作指南。每个问题限选一个选项。

	是	否	未作答
□只有当受试者出现：1. 没有填写该表或 2. 答题少于 12 道时，勾选该方框并在“老年抑郁量表总分”一栏中填写“88”。			
提示受试者：“在此次访视接下来的部分，我会问关于您感觉的问题。其中有些问题可能您不会回答，有的问题可能会让您感觉不舒服。对于每个问题，根据您在近一周内（包括今天）的感觉，您只需要回答‘是’或‘不是’”。			
1. 你对自己的生活基本上满意吗？	□0	□1	□9
2. 你是否放弃了许多活动和兴趣爱好？	□1	□0	□9
3. 你是否觉得生活空虚？	□1	□0	□9
4. 你是否经常觉得无聊？	□1	□0	□9
5. 你是否大部分时间感觉精神状态好？	□0	□1	□9
6. 你是否害怕有不幸的事情要发生在你身上？	□1	□0	□9
7. 你是否大部分时间感到快乐？	□0	□1	□9
8. 你是否经常感到无助？	□1	□0	□9
9. 你是否愿意待在家里而不愿出去做些新鲜事？	□1	□0	□9
10. 你是否觉得记忆力比大多数人差？	□1	□0	□9
11. 你是否认为现在生活很惬意？	□0	□1	□9
12. 你是否觉得自己现在活得很没有价值？	□1	□0	□9
13. 你是否觉得精力充沛？	□0	□1	□9
14. 你是否觉得你的处境很绝望？	□1	□0	□9
15. 你是否觉得大多数人处境比你好？	□1	□0	□9
16. 计算所选答案得出老年抑郁量表总分（最高 15 分，未完成填写 88）______			

第五节 功能评估－社会活动功能

本节介绍了UDS 3.0版操作指南表B7（NACC functional assessment scale，FAS）的内容，包括受试者每日日常活动、社会角色功能等社会活动功能评估信息的采集。

一、功能评估－社会活动功能评估量表：操作指南

本表由临床医生或其他受过培训的健康专业人员依据共同参与者的回答填写。FAS的目的在于评估与原有能力相比，认知障碍所导致的个体功能活动所产生的变化。依据共同参与者的回答选择最精确的选项。

在近四周内，受试者做下面这些事情时是否有困难或需要帮助	不适用（即从未做过）	正常	有困难，但自己能完成	需要帮助	依赖别人	未知
1. 算账能力、平衡收支能力	□ 8	□ 0	□ 1	□ 2	□ 3	□ 9
2. 处理纳税记录、商业事务或其他文件	□ 8	□ 0	□ 1	□ 2	□ 3	□ 9
3. 单独购买衣服、家庭用品或杂货	□ 8	□ 0	□ 1	□ 2	□ 3	□ 9
4. 玩技巧性游戏，如桥牌或象棋，进行业余爱好活动	□ 8	□ 0	□ 1	□ 2	□ 3	□ 9
5. 烧热水、冲咖啡、熄灭炉火	□ 8	□ 0	□ 1	□ 2	□ 3	□ 9
6. 准备营养均衡的饭菜	□ 8	□ 0	□ 1	□ 2	□ 3	□ 9
7. 了解最近发生的事件	□ 8	□ 0	□ 1	□ 2	□ 3	□ 9
8. 注意力集中地看电视节目、书籍或杂志并理解它们	□ 8	□ 0	□ 1	□ 2	□ 3	□ 9
9. 记住约会时间、家庭节日、假期和服药	□ 8	□ 0	□ 1	□ 2	□ 3	□ 9
10. 拜访邻居、驾车或者自己乘交通工具	□ 8	□ 0	□ 1	□ 2	□ 3	□ 9

若共同参与者表明受试者不再做某一特定的活动，则有理由进一步探究并询问他们是否认为受试者还能继续进行这项活动，这将有助于梳理出相关的认知功能损害。

若共同参与者认为受试者进行了某项活动但无法说出其在活动中潜在的变化，那么应选择9＝未知。

二、功能评估－社会活动功能评估量表

ADC 名称：＿＿＿＿＿＿＿＿ 受试者 ID：＿＿＿＿＿＿＿＿ 填表日期：＿＿＿＿＿＿＿＿
访视序号：＿＿＿＿＿＿＿＿ 检查者姓名首字母：＿＿＿＿＿＿＿＿＿＿＿＿

说明：本表由临床医生或其他受过培训的健康专业人员依据共同参与者提供的信息填写。补充说明及举例见本节操作指南。针对每项活动的表现选择一个适合的回答。

在近四周内，受试者做下面这些事情时是否有困难或需要帮助	不适用（即从未做过）	正常	有困难，但自己能完成	需要帮助	依赖别人	未知
1. 算账能力、平衡收支能力	□ 8	□ 0	□ 1	□ 2	□ 3	□ 9
2. 处理纳税记录、商业事务或其他文件	□ 8	□ 0	□ 1	□ 2	□ 3	□ 9
3. 单独购买衣服、家庭用品或杂货	□ 8	□ 0	□ 1	□ 2	□ 3	□ 9
4. 玩技巧性的游戏，如桥牌或象棋，进行业余爱好活动	□ 8	□ 0	□ 1	□ 2	□ 3	□ 9
5. 烧热水、冲咖啡、熄灭炉火	□ 8	□ 0	□ 1	□ 2	□ 3	□ 9
6. 准备营养均衡的饭菜	□ 8	□ 0	□ 1	□ 2	□ 3	□ 9
7. 了解最近发生的事件	□ 8	□ 0	□ 1	□ 2	□ 3	□ 9
8. 注意力集中地看电视节目、书籍或杂志并理解它们	□ 8	□ 0	□ 1	□ 2	□ 3	□ 9
9. 记住约会时间、家庭节日、假期和服药	□ 8	□ 0	□ 1	□ 2	□ 3	□ 9
10. 拜访邻居、驾车或者自己乘交通工具	□ 8	□ 0	□ 1	□ 2	□ 3	□ 9

第六节 评估表－神经系统检查结果

本节介绍了 UDS 3.0 版操作指南表 B8（neurological examination findings）的内容，包括受试者神经系统检查结果评估信息的采集。填写此表格时使用最好的信息来源即视频辅助评估、最近医疗记录中的临床数据和 / 或受试者 / 共同参与者报告等。当缺乏以上被临床医生认为可靠信息来源的情况下，可能考虑如下资源：脑卒中相关体征和症状的 BE-FAST 评估[1)]、帕金森病症状的 COPA-MS 评估[2)]、运动神经元疾病症状的 ALSAQ-5 评估[3)]。

一、评估表－神经系统检查结果：操作指南

说明：本表必须由在评估神经系统体征并将其归为某一特定综合征方面有经验的临床医生填写，并应用最佳临床判断指定综合征。补充说明及举例见本节操作指南。
通过神经系统检查去发现神经系统问题，凭借临床经验将其归类为指定的综合征。 将在问题 2 ～ 7 中没有被列出的与年龄一致的综合征填在问题 8 中。
1. 神经系统检查有无异常结果？ □ 0 无异常结果（结束作答） □ 1 有－符合问题 2 ～ 8 中所列综合征的异常表现 □ 2 有－符合与年龄相应的变化或与痴呆类疾病无关的异常表现（如特发性面神经麻痹）（跳转至问题 8）
问题 2 ～ 8 的说明
请完成下表中相应的部分，根据您的最佳临床判断勾选出可能存在的综合征。
勾选已有结果：
2. 有帕金森病样症状 □ 0 否（跳转至问题 3） □ 1 是

1）Aroor S, Singh R, Goldstein L B. 2017. BE-FAST(Balance, Eyes, Face, Arm, Speech, Time): Reducing the Proportion of strokes Missed Using the FAST Mnemonic. Stroke, 48(2):479-481. doi:10.1161/STROKEAHA. 116.015169.

2）Martínez-Martin P, Benito-León J, Burguera J A, et al. 2005. The SCOPA-Motor Scale for assessment of Parkinson's disease is a consistent and valid measure. J Clin Epidemiol, 58(7):674-679. doi:10.1016/j.jclinepi.2004.09.014.

3）Jenkinson C, Fitzpatrick R. 2001. Reduced item set for the amyotrophic lateral sclerosis assessment questionnaire: development and validation of the ALSAQ-5. J Neurol Neurosurg Psychiatry, 70(1):70-73.doi:10.1136/jnnp.70.1.70.

如果具备下列任何一项帕金森病样症状，选择 1＝是，否则选择 0＝否并跳转至问题 3。

在 NACC 数据库中未标记为“是”或“未评估”的结果将默认为否。

	左		右	
帕金森病样症状	是	未评估	是	未评估
2a. 静止性震颤－手臂	□ 1	□ 8	□ 1	□ 8

明确有静止性震颤，即使只是间歇性发作，也可选择 1＝是。

2b. 精细动作迟缓	□ 1	□ 8	□ 1	□ 8

精细动作，指的是如手指敲击、掌心向下－向上转动、脚或脚趾敲击等运动显著放缓，即使轻微或轻度异常，也可选择 1＝是。

2c. 肌强直－手臂	□ 1	□ 8	□ 1	□ 8

根据病人放松状态下坐位时主要关节的被动运动来判断是否强直；非自主的齿轮样强直或铅管样强直不能被忽视。有任何程度的强直则选择 1＝是。

	是	未评估
2d. 运动迟缓	□ 1	□ 8

运动迟缓包括全面性随意运动缓慢、笨拙、摆臂减少、幅度小及通常运动缺乏。有任何程度的运动迟缓均选择 1＝是。

2e. 帕金森步态障碍	□ 1	□ 8

帕金森步态障碍的特点包括起步慢、脚步拖拽、走步急、一边或两边手臂摆动减少和（或）震颤、转身缓慢且困难，和（或）行走时突然僵住。有任何程度的帕金森步态异常均选择 1＝是。

2f. 姿势不稳	□ 1	□ 8

姿势不稳指的是，病人在做好准备的情况下，睁眼两脚微微分开站立，对突然大力地拉动肩膀所致的后移反应不及，踉跄多于两步或需要检查人员抓住受试者。有任何程度的姿势不稳均选择 1＝是。

3. 检查者认为与脑血管疾病一致的神经系统体征
□ 0 否（跳转至问题 4） □ 1 是
若有与以下任何脑血管疾病相符的体征，则选择 1＝是；反之，则选择 0＝否并且跳转至问题 4。

在NACC数据库中未标记为“是”或“未评估”的结果将默认为“否”。	存在		
与脑血管疾病一致的神经系统体征	是	未评估	
3a. 脑皮质认知功能损害（如失语症、失用症、忽视症）	□1	□8	
失语症：语言困难，包括找词或命名困难。失用症：运动功能欠缺或感觉缺失无法正确地进行有目的的技巧性运动。忽视症：对空间事物感知或偏侧身体意识缺乏。			
3b. 局灶性或其他神经系统表现与皮质下缺血性脑血管病（SIVD）一致	□1	□8	
存在符合皮质下脑血管疾病的神经系统体征（如偏瘫、面瘫、巴宾斯基征、感觉障碍、构音障碍、步态障碍、锥体外系体征）[1]			

	左		右		
	是	未评估	是	未评估	
3c. 上运动神经元损伤（可能包括面部、上肢、下肢的肌力减弱和反射改变等）	□1	□8	□1	□8	
上运动元损伤涉及面部、上肢、下肢的强直状态、反射亢进、巴宾斯基征等。					
3d. 皮质性视野缺损	□1	□8	□1	□8	
皮质性视野缺损包括同侧偏盲、象限盲或皮质盲，排除由于视神经疾病或损伤造成的视野缺损。					
3e. 躯体感觉缺损	□1	□8	□1	□8	
躯体感觉缺损包括由于大脑或脑干损伤造成的感觉缺失，不包括由于脊髓受伤或周围神经病变造成的感觉缺失。					

4. 高级视觉皮质问题提示后皮质萎缩(如面孔失认症、综合失认症、巴林特综合征)或者视觉失认症
□0 否　　　□1 是
以下类型特点是进行性发展的，包括受损的视觉感知能力或视觉上辨别物体、单词或面孔有困难；巴林特综合征特征，例如，无法感知作为一个整体的复杂的视野（综合失认症），视力无法集中（动眼失用症），无法通过视觉引导用手触碰特定物体（视神经共济失调）。

5. 进行性核上性麻痹（PSP）、皮质基底节综合征（CBS）或其他相关疾病的表现

1）Roman G C,Erkinjuntti T,Wallin A, et al. 2002. Subcortical ischaemic vascular dementia. Lancet Neurol, 1:426-436.

□0 否（跳转至问题 6） □1 是

下表中若有与进行性核上性麻痹、皮质基底节综合征或其他相关疾病相一致的表现，则选择 1 ＝是；反之，则选择 0 ＝否并跳转至问题 6。

在 NACC 数据库中未标记为“是”或“未评估”的结果将默认为“否”。	存在	
检查结果	是	未评估
5a. 眼球运动改变与进行性核上性麻痹（PSP）表现一致	□1	□8
例如，自发向下凝视和（或）水平凝视麻痹；自发或诱发的凝视扫视受损。也可能出现辐辏减少和平滑追随；方波反射。呈玩偶眼现象。		
5b. 构音障碍与进行性核上性麻痹（PSP）表现一致	□1	□8
例如，语言失用症，痉挛性或失调性构音障碍，并不是进行性核上性麻痹的唯一症状。		
5c. 躯干肌张力与进行性核上性麻痹（PSP）表现一致	□1	□8
例如，肌肉强度增加，头颈部和躯干肌肉明显强硬，四肢症状较轻。		
5d. 步态失调与进行性核上性麻痹（PSP）表现一致	□1	□8
进行性核上性麻痹中的步态异常并不特指由于手臂摆动的减少而产生的缓慢步态，经常也会有姿势不稳。		
5e. 语言失用症	□1	□8
例如，发音不清晰或韵律 / 节奏上有困难。		

	左		右	
	是	未评估	是	未评估
5f. 失用症与皮质基底节综合征（CBS）表现一致	□1	□1	□1	□8
例如，很难正确模仿手势和自发地模仿工具的使用，不是身体虚弱的问题。请区别于语言失用症（上述问题 5e）对该项进行评估。				
5g. 皮质感觉障碍与皮质基底节综合征（CBS）表现一致	□1	□8	□1	□8
例如，实体辨别觉受损或忽略双重同时性刺激。				
5h. 共济失调与皮质基底节综合征（CBS）表现一致	□1	□8	□1	□8
该项允许进行性小脑共济失调（而非脑卒中后遗症）被记录下来。可能有躯干 / 步态或手足 / 四肢共济失调。				
5i. 异己肢与皮质基底节综合征（CBS）表现一致	□1	□8	□1	□8

<table>
<tr><td colspan="5">肢体的无意识的运动活动，伴随着对该肢体的疏离感。</td></tr>
<tr><td>5j. 肌张力障碍与皮质基底节综合征（CBS）、进行性核上性麻痹（PSP）或相关疾病的表现一致</td><td>□ 1</td><td>□ 8</td><td>□ 1</td><td>□ 8</td></tr>
<tr><td colspan="5">肌张力异常导致病人肌肉痉挛及姿势异常，通常会无意识地重复动作和姿势，包括颈后倾、垂颈、面痉挛、口及下颌、足 / 手肌张力异常。</td></tr>
<tr><td>5k. 肌阵挛与皮质基底节综合征表现一致</td><td>□ 1</td><td>□ 8</td><td>□ 1</td><td>□ 8</td></tr>
<tr><td colspan="5">肌阵挛：肌肉或部分肌肉突然震颤抽搐，没有任何节奏或规律。
若有肌阵挛，那么肌阵挛通常从上肢远端开始并向近端扩散，随着触觉刺激（即刺激敏感性肌阵挛）及动作（即动作性肌阵挛）的增加，肌阵挛的频率和幅度通常会增加。减少肌阵挛的外围刺激通常与增强的体感诱发电位无关，而且，从刺激到肌肉痉挛时间很短——恰恰足以到达皮质并返回外围（即上肢大约为 40ms）。这些特征不同于大多数其他形式的皮质反射性肌阵挛（与增强的体感诱发电位及较长的刺激——痉挛潜伏期有关）。</td></tr>
</table>

<table>
<tr><td>6. 肌萎缩侧索硬化的表现［如肌肉萎缩、肌束震颤、上运动神经元和（或）下运动神经元综合征］</td></tr>
<tr><td>□ 0 否
□ 1 是</td></tr>
</table>

<table>
<tr><td>7. 正常压力脑积水：步态失用症</td></tr>
<tr><td>□ 0 否
□ 1 是</td></tr>
<tr><td>选择 1 ＝是，表明有符合正常压力脑积水的步态失用症。这一结论应基于神经系统检查但不需要磁共振（MRI）检查。</td></tr>
</table>

<table>
<tr><td>8. 其他表现（如小脑共济失调、舞蹈症、肌阵挛）（注：前面已勾选过的症状不用再填写）</td></tr>
<tr><td>□ 0 否
□ 1 是（具体说明）________________</td></tr>
</table>

二、评估表－神经系统检查结果表

ADC 名称：____________ 受试者 ID：____________ 填表日期：____________

访视序号：____________ 检查者姓名首字母：____________

说明：本表必须由在评估神经系统体征并将其归为某一特定综合征方面有经验的临床医生填写，并应用最佳临床判断指定综合征。补充说明及举例见本节操作指南。

1. 神经系统检查有无异常结果？
   - □ 0 无异常结果（结束作答）
   - □ 1 有－符合问题 2 ～ 8 中所列综合征的异常表现
   - □ 2 有－符合与年龄相应的变化或与痴呆类疾病无关的异常表现（如特发性面神经麻痹）（跳转至问题 8）

问题 2 ～ 8 的说明

请完成下表中相应的部分，根据您的最佳临床判断勾选出可能存在的综合征。

勾选已有结果：

2. 有帕金森病样症状
   - □ 0 否（跳转至问题 3）
   - □ 1 是

在（美）国家阿尔茨海默病协调中心（NACC）数据库中未标记为“是”或“未评估的结果”将默认为否。

	左		右	
帕金森病样症状	是	未评估	是	未评估
2a. 静止性震颤－手臂	□ 1	□ 8	□ 1	□ 8
2b. 精细动作迟缓	□ 1	□ 8	□ 1	□ 8
2c. 肌强直－手臂	□ 1	□ 8	□ 1	□ 8

	是	未评估	
2d. 运动迟缓	□ 1	□ 8	
2e. 帕金森步态障碍	□ 1	□ 8	
2f. 姿势不稳	□ 1	□ 8	

受试者 ID：________ 填表日期：________ 访视序号：________

请完成下表中相应的部分，根据您的最佳临床判断勾选出可能存在的综合征。

3. 检查者认为神经系统体征与脑血管疾病一致		
□ 0 否（跳转至问题 4） □ 1 是		
在 NACC 数据库中未标记为“是”或“未评估”的结果将默认为“否”。	存在	
与脑血管疾病一致的神经系统体征	是	未评估
3a. 脑皮质认知功能损害（如失语症、失用症、忽视症）	□ 1	□ 8
3b. 局灶性或其他神经系统表现与皮质下缺血性脑血管病（SIVD）一致	□ 1	□ 8

	左		右	
	是	未评估	是	未评估
3c. 上运动神经元损伤（可能包括面部、上肢、下肢的肌力减弱和反射改变等）	□ 1	□ 8	□ 1	□ 8
3d. 皮质性视野缺损	□ 1	□ 8	□ 1	□ 8
3e. 躯体感觉缺损	□ 1	□ 8	□ 1	□ 8

4. 高级视觉皮质问题提示后皮质萎缩（如面孔失认症、综合失认症、巴林特综合征）或者视觉失认症		
□ 0 否 □ 1 是		
5. 进行性核上性麻痹、皮质基底节综合征或其他相关疾病的表现		
□ 0 否（跳转至问题 6） □ 1 是		
在 NACC 数据库中未标记为“是”或“未评估”的结果将默认为“否”。	存在	
检查结果	是	未评估
5a. 眼球运动改变与进行性核上性麻痹表现一致	□ 1	□ 8
5b. 构音障碍与进行性核上性麻痹表现一致	□ 1	□ 8
5c. 躯干肌张力与进行性核上性麻痹表现一致	□ 1	□ 8
5d. 步态失调与进行性核上性麻痹表现一致	□ 1	□ 8
5e. 语言失用症	□ 1	□ 8

	左		右	
	是	未评估	是	未评估
5f. 失用症与皮质基底节综合征表现一致	□ 1	□ 8	□ 1	□ 8
5g. 皮质感觉障碍与皮质基底节综合征表现一致	□ 1	□ 8	□ 1	□ 8
5h. 共济失调与皮质基底节综合征表现一致	□ 1	□ 8	□ 1	□ 8
5i. 异己肢与皮质基底节综合征表现一致	□ 1	□ 8	□ 1	□ 8
5j. 肌张力障碍与皮质基底节综合征、进行性核上性麻痹或相关疾病的表现一致	□ 1	□ 8	□ 1	□ 8
5k. 肌阵挛与皮质基底节综合征表现一致	□ 1	□ 8	□ 1	□ 8

受试者 ID：______________ 填表日期：______________ 访视序号：______________

请完成下列中合适的部分，用您的最佳临床判断勾选出可能存在的综合征。

6. 肌萎缩侧索硬化的表现［如肌肉萎缩、肌束震颤、上运动神经元和（或）下运动神经元综合征］
□ 0 否 □ 1 是
7. 正常压力脑积水：步态失用症
□ 0 否 □ 1 是
8. 其他发现（如小脑共济失调、舞蹈症、肌阵挛）（注：前面已勾选过的症状不用再填写）
□ 0 否 □ 1 是 (具体说明) ______________

第七节　临床医生症状判断

本节介绍了 UDS 3.0 版操作指南表 B9（clinician judgment of symptoms）的内容，包括受试者当前的症状表现及其发病症状的临床测评信息的采集。

一、临床医生症状判断：操作指南

本表的目的是对受试者当前的症状表现及其发病症状进行临床测评。本表应由临床医生填写，且所填结果应该以受试者、共同参与者的回答，病历的具体内容和（或）检查者的观察为依据。神经心理学成套测验（除蒙特利尔认知评估量表（MoCA）外）及影像学结果不作为本表填写依据，但可用于表 D1（clinician diagnosis）的正式临床诊断。	
受试者和共同参与者所述的记忆力减退	
1. 受试者是否有记忆力减退（与之前记忆能力相比）？	□ 0 否 □ 1 是 □ 8 无法评估 / 受试者受损过于严重
记忆力减退指的是受试者与正常时相比记忆功能的认知改变。若受试者目前（即最近）记忆功能减退则选择 1 ＝是，该问题仅指记忆力而非行为、运动或其他非记忆力症状。根据临床医生的判断，若受试者受损过于严重以致无法回答该问题，则选择 8 ＝无法评估 / 受试者受损过于严重。	
2. 共同参与者是否认为受试者有记忆力减退？（与之前记忆能力相比）	□ 0 否 □ 1 是 □ 8 无共同参与者
记忆力减退指的是受试者与正常时相比记忆功能的认知改变。若共同参与者认为受试者目前（即最近）记忆功能减退则选择 1 ＝是，该问题仅指记忆力而非行为、运动或其他非记忆力症状，应尽力使共同参与者参与到 UDS 访视中。但是，若没有共同参与者，则选择 8 ＝无共同参与者。	
认知方面症状	
3. 根据临床医生判断，受试者目前是否存在对测验结果有影响的认知功能损害？	□ 0 否（如果否，跳转至问题 8） □ 1 是
认知功能减退指的是在本次访视中报告或察觉到的受试者与正常时相比记忆或非记忆认知功能改变。 若临床医生确认受试者的记忆或非记忆认知功能不存在明显（即有临床意义的）的减退，则选择 0 ＝否并跳转至问题 8（有关行为症状）。 若临床医生确认受试者认知功能存在明显的减退，则选择 1 ＝是并且完成问题 4 ～ 7。	

4. 指出受试者目前是否在下列认知领域与先前所具备的能力相比存在明显的损伤或认知波动	否　是　未知
4a. **记忆力**　如他/她是否会忘记谈话内容和（或）约会，行为和（或）言语反复，比平时更容易把东西放错地方，忘记熟人的名字？	□0 □1 □9
4b. **定向力**　如他/她在回答有关年、月、日的问题时是否有困难，或者无法辨识熟悉的位置，或者在熟悉的地方走失？	□0 □1 □9
4c. **执行功能——判断、计划、解决问题**　他/她是否在处理金钱问题（如付小费）、支付账单、准备饭菜、购物、使用家用电器、服用药物、驾驶汽车等方面存在困难？	□0 □1 □9
4d. **语言**　他/她是否言谈吞吞吐吐、找词困难、措辞不当且不会自我更正？	□0 □1 □9
4e. **视空间能力**　他/她是否在对理解视觉刺激作出反应和找路方面有困难？	□0 □1 □9
4f. **注意力、专注力**　受试者是否注意力短暂或专注力受限？他/她是否容易分心？	□0 □1 □9
4g. **波动性认知**　受试者的注意力和警觉性是否在数小时或数天内表现出明显的变化——如经常性的失误或发呆，有时会出现思想混乱？	□0 □1 □9
4g1. 如果有波动性认知表现，其首次出现的年龄？ ___ （临床医生必须用自己的最佳判断估算发病年龄）	
填写受试者首次出现波动性认知表现的年龄。	
4h. 其他（具体说明）________________________	□0 □1
对于问题4a～4g，只有从受试者、共同参与者的回答，病历的具体内容和（或）检查者的观察所获得的信息中无法进行判断时选择9＝未知。除以上方面，若受试者的任何其他能力存在明显的减退，则问题4h选择1＝是，并在“其他（具体说明）”处进行简要说明。	

5. 指出受试者认知功能减退最早出现的主要症状	□1 记忆力 □2 定向力 □3 执行能力方面——判断、计划或解决问题 □4 语言 □5 视空间能力 □6 注意力/专注力 □7 波动性认知功能损害 □8 其他（具体说明）_________ □9 未知
该问题是指认知功能改变的开始（即当认知功能发生变化首次被发现时）。若共同参与者的回答或其他可用信息表明有若干认知症状同时存在，则临床医生必须询问共同参与者和（或）利用其最佳临床判断将其中一种作为主要症状。 若最早发现衰退的主要认知功能症状在上文中未被列出，则选择8＝其他，并在相应空格中进行简要说明。 只有当临床医生依据可用信息或观察仍无法确定发病时的主要认知症状时，则选择99＝未知。	

6. 认知相关症状的发病形式？	□ 1 慢性 □ 2 亚急性 □ 3 急性 □ 4 其他（具体说明）________ □ 99 未知

该问题是指认知功能改变的开始（即当认知功能发生变化首次被发现时）。临床医生应选择与受试者认知相关症状发病形式最相似的选项。

若此发病形式在上文中未被列出，则选择 4 ＝其他，并在相应位置进行简要说明。

只有无可用信息供临床医生明确发病形式时，选择 99 ＝未知。

7. 根据临床医生的判断，认知功能减退开始出现的年龄？ __ __ __

（临床医生必须用自己的最佳判断估算发病年龄）

认知功能减退是指在本次访视中报告或察觉到的受试者与正常时相比记忆或非记忆认知功能改变。认知功能减退的发病年龄应该与受试者最早被发现认知功能发生变化的主要症状出现时间相一致。

若不知道确切年龄，临床医生应估算至最近十年。例如，若共同参与者表明认知功能减退始于受试者 50 多岁或大约 60 岁，则估算其年龄为 55 岁或 60 岁。

行为方面症状

8. 根据临床医生的判断，受试者目前是否存在行为方面的症状？	□ 0 否（如果选择否，跳转至问题 13） □ 1 是

行为方面出现减退或者改变是指在访视中报告或察觉到的受试者与正常时相比行为方面有意义的改变或减退。

若临床医生确定受试者不存在明显的（即有临床意义的）行为方面减退或改变，则选择 0 ＝否并转至问题 13。

若临床医生确定受试者存在明显的减退，则选择 1 ＝是并完成问题 9 ~ 12。

问题 9a ~ 9i：若问题 9a ~ 9i 所评估的症状符合基于受试者、共同参与者的回答，病历的具体内容和（或）检查者的观察所获得的信息，本次临床评估中受试者的状况，则选择 1 ＝是；反之选择 0 ＝否。当从受试者、共同参与者的回答，病历的具体内容和（或）检查者的观察中所获得的信息仍无法确定答案时，选择 9 ＝未知。

9. 指出受试者目前是否存在下列任何一种有意义的行为改变：	否 是 未知
9a. 淡漠、消极　受试者是否在开展日常活动和社交互动方面，如与家人和（或）朋友进行交流失去兴趣或能力减退？	□ 0 □ 1 □ 9
9b. 抑郁情绪　受试者每次情绪低落的表现是否能超过两周，如对所有活动不感兴趣或不开心、难过、无助、没有胃口、疲惫？	□ 0 □ 1 □ 9
9c. 精神症状	
9c1. 幻视 / 视幻觉	□ 0 □ 1 □ 9
9c1a. 如果选择是，幻觉是否完整清晰？	□ 0 □ 1 □ 9

在问题9c1a中，若幻觉是有形的、具体的（如人、动物或物体，不只是模糊的视觉影像、点群、线条或色彩），则选择1＝是。若幻觉没有成形且并不具体，则选择0＝否。	
9c1b. 如果视幻觉完整清晰，受试者出现此症状的年龄？ ________ （888 = N/A，不完整清晰） （临床医生必须用自己的最佳判断估算发病年龄）	
填写受试者首次出现形象清晰的视幻觉（不需要是具体的）的年龄。排除明显精神错乱的语境下或明显由于药物副作用产生的幻觉。若受试者的幻觉并没有成形且不清晰，则填写888 = N/A。 若不知道确切的年龄，那么临床医生应估算至最近的十年。例如，若共同参与者指出幻觉始于受试者50多岁或大约60岁，则估算其年龄为55岁或60岁。	
9c2. 幻听 / 听幻觉 9c3. 异常、错误、妄想的念头	□0 □1 □9 □0 □1 □9
9d. 脱抑制 受试者是否在家中及公共场所表现出言语粗俗，或言谈举止不当？他 / 她是否愿同陌生人聊私事或不爱洁净、不修边幅？	□0 □1 □9
9e. 易怒 受试者是否反应过激，如向家人或其他人大喊大叫？	□0 □1 □9
9f. 亢奋躁动 受试者是否不能保持长时间静坐？他 / 她是否喊打和（或）踢踹？	□0 □1 □9
9g. 人格改变 受试者表现出行为怪异或举止不寻常，例如，常常拾捡破烂，而以为是“奇世珍宝”（无妄想症状），穿着异常或饮食异常？受试者是否不考虑其他人的感受？	□0 □1 □9
9h. 快速眼动睡眠行为障碍 睡眠时，受试者是否出现和梦境一致的运动或活动（如用拳猛击或挥动手臂、叫喊或尖叫）	□0 □1 □9
9h1. 如果是，受试者出现此症状的年龄？ （临床医生必须用自己的最佳判断估算发病年龄）	___ ___ ___
填写受试者首次出现快速眼动睡眠行为障碍的年龄。若不知道确切的年龄，那么临床医生应该估算至最近的十年，例如，若共同参与者指出受试者50多岁或大约60岁开始有快速眼动睡眠行为障碍，则估算其年龄为55岁或60岁。	
9i. 焦虑 如他 / 她是否表现出不安的征象（如频繁叹息，焦虑的面部表情或搓手）和（或）过度忧虑？	□0 □1 □9
9j. 其他（具体说明）________________________	□0 □1 □9
除上文所述，若受试者有任何其他有意义的行为症状减退，则在问题9j中选择1＝是，并在“其他”处进行简要说明。	

10. 指出受试者行为能力减退最早出现的主要症状	□ 1 淡漠 / 消极 □ 2 抑郁情绪 □ 3 精神错乱 □ 4 脱抑制 □ 5 易怒 □ 6 亢奋 / 躁动 □ 7 人格改变 □ 8 快速眼动睡眠行为障碍 □ 9 焦虑 □ 10 其他（具体说明）：________ □ 99 未知

该问题指的是受试者行为改变的发病症状，若共同参与者的回答或其他可利用的信息表明若干症状同时出现，则临床医生必须询问共同参与者和（或）利用其最佳临床判断将其中一种作为主要症状。若最先发现减退的主要行为方面的症状在上文中未被列出，则选择 10 =其他（具体说明），并在相应位置进行简要说明。只有当临床医生依据可用信息或观察等方法仍无法确定发病时的主要行为方面症状时，选择 99 =未知。

11. 行为方面症状的发病形式?	□ 1 慢性 □ 2 亚急性 □ 3 急性 □ 4 其他 (具体说明)：________ □ 99 未知

临床医生应该选择与受试者行为方面症状最相似的发病形式。
若此发病形式在上文中未被列出，则选择 4 =其他，并在相应位置进行简要说明。
只有无可用信息供临床医生确定发病形式时，选择 99 =未知。

12. 根据临床医生的评估，受试者行为方面症状出现的年龄? ________
（临床医生必须用自己的最佳判断估算发病年龄）

行为方面症状的发病年龄应该与受试者行为方面主要症状（问题 10）首次被发现的时间相一致。若不知道确切年龄，那么临床医生应估算至最近的十年。例如，若共同参与者指出行为方面症状始于受试者 50 多岁或大约 60 岁，则估算年龄为 55 岁或 60 岁。

运动方面症状

13. 根据临床医生的判断，受试者目前是否存在运动功能方面症状?	□ 0 否（如果选否，则跳转至问题 20） □ 1 是

运动功能（运动 / 动作）减退或者改变指的是在本次访问中报告或观察到的受试者与正常时相比存在有意义的减退（例如步态异常、跌倒、震颤和运动迟缓所表现的一样）。
若临床医生确认受试者的运动功能不存在有意义的减退或改变，则选择 0 =否，并跳转至问题 20。
若临床医生确定受试者存在有意义的减退，则选择 1 =是并填写问题 14 ～ 19。

14. 受试者目前是否在以下运动功能方面存在有意义的改变

	否	是	未知

14a. 步态异常　排除关节炎或外伤所致，受试者是否有步态改变？当行走时，他 / 她是否存在步态不稳或脚步拖拽，同时伴有摆臂减少或消失？	□ 0 □ 1 □ 9
14b. 跌倒　受试者是否比平时更容易摔倒？	□ 0 □ 1 □ 9
14c. 震颤　受试者是否存在有规律的颤抖，特别是手、手臂、腿部、头部、嘴或舌头？	□ 0 □ 1 □ 9
14d. 运动迟缓　排除外伤或疾病所致，受试者是否在走路、运动或书写方面出现明显的减慢？他的面部表情是否发生改变或变得过于僵硬，呈现出面具脸、无表情？	□ 0 □ 1 □ 9
基于受试者、共同参与者的回答，病历的具体内容和（或）检查者观察所获得的信息，若问题 14a ~ 14d 所描述的症状符合本次临床评估中受试者的状况，则选择 1 ＝是，反之，则选择 0 ＝否。当从受试者、共同参与者的回答，病历的具体内容和（或）检查者观察中所获得的信息无法确定答案时，选择 9 ＝未知。	

15. 指出受试者运动功能减退最早出现的主要症状	□ 1 步态异常 □ 2 跌倒 □ 3 震颤 □ 4 运动迟缓 □ 99 未知
该问题指的是受试者运动功能减退的发病症状，若共同参与者的回答或其他可利用的信息表明若干症状同时出现，则临床医生必须询问共同参与者和（或）利用其最佳临床判断将其中一种作为主要症状。 当临床医生依据可用信息或观察仍无法确定发病时的主要运动功能方面症状时，选择 99 ＝未知。	

16. 运动方面症状的发病形式	□ 1 慢性 □ 2 亚急性 □ 3 急性 □ 4 其他（具体说明）：__________ □ 99 未知
选择与受试者运动方面症状的发病形式最相似的选项。 若此发病形式在上文中未被列出，则选择 4 ＝其他（具体说明），并在相应位置进行简要说明。 当临床医生无可用信息确定发病形式时，选择 99 ＝未知。	

17. 运动功能改变是否提示帕金森综合征？（如果选择否或未知，跳转至问题 18）	□ 0 否　□ 1 是　□ 9 未知
17a. 如果是，提示帕金森综合征的运动方面症状开始出现的年龄？（临床医生必须用自己的最佳判断估算发病年龄）	________
填写受试者最早出现帕金森综合征的运动功能改变的年龄。若不知道确切的年龄，临床医生应估计一个最接近的时间。例如，若共同参与者指出受试者运动方面症状始于 50 多岁或大约 60 岁，则估算其年龄为 55 岁或 60 岁，请不要填写诊断年龄（若有适用的信息）；UDS 初始访视包表 A5（受试者健康史）中不得填写诊断年龄。	

18. 运动功能改变是否提示肌萎缩侧索硬化？（如果选择否或未知，跳转至问题 19）	□ 0 否　□ 1 是　□ 9 未知

18a. 如果是，提示肌萎缩侧索硬化的运动方面症状开始出现的年龄？ ＿＿＿＿＿ （临床医生必须用自己的最佳判断估算发病年龄）	
填写受试者最早出现肌萎缩侧索硬化的运动功能改变的年龄。若不知道确切的年龄，临床医生应估算至最近的十年，例如，若共同参与者指出受试者运动方面症状始于 50 多岁或大约 60 岁，则估算其年龄为 55 岁或 60 岁。不要填写诊断年龄（若适用）。	
19. 根据临床医生的判断，运动功能改变出现的年龄？ ＿＿＿＿＿ （临床医生必须用自己的最佳判断估算运动功能发生改变的年龄）	
运动方面症状的发病年龄应与受试者运动功能主要症状（问题 15）首次被发现的时间相一致。若不知道确切的年龄，那么临床医生应估算至最近的十年，例如，若共同参与者指出受试者运动方面症状始于 50 多岁或大约 60 岁，则估算年龄为 55 岁或 60 岁，不要填写诊断年龄（若有适用的信息）。	
减退的整体趋势和主要领域	
20. 认知 / 行为 / 运动功能综合减退的整体趋势	□ 1 逐步发展 □ 2 阶梯式 □ 3 稳定 □ 4 波动 □ 5 好转 □ 8 N/A □ 9 未知
选择适当选项来指明在整个疾病过程中认知 / 行为 / 运动功能综合减退的整体趋势。波动过程并不是指部分路易体痴呆的短期波动。 当临床医生无可用信息描述症状整体过程时，选择 9 = 未知。	
21. 指出受试者最初被认为发生改变的主要领域	□ 1 认知 □ 2 行为 □ 3 运动功能 □ 8 N/A □ 9 未知
选择适当的选项来指明受试者首先发生改变的领域。 基于临床医生的最佳判断，仅限选择一个领域作为首次改变的主要领域。 当临床医生无可用信息描述主要的变化领域时，选择 9 = 未知。	
进一步评估路易体痴呆或额颞叶变性	
22. 通过进一步评估，受试者是否为路易体痴呆的潜在发病者？	□ 0 否 □ 1 是
该问题涉及路易体病的临床数据模块。如果受试者符合路易体病的诊断标准，则选择 1 = 是。	
23. 通过进一步评估，受试者是否为额颞叶变性的潜在发病者？	□ 0 否 □ 1 是
该问题涉及评估额颞叶变性的临床数据模块。如果受试者符合额颞叶变性相关诊断，则选择 1 = 是。	

二、临床医生症状判断表

ADC 名称：______________ 受试者 ID：______________ 填表日期：________________
访视序号：______________ 检查者姓名首字母：________________________

说明：本表必须由临床医生填写。补充说明及举例本节操作指南。每个问题限选一个选项。

受试者和共同参与者所述记忆力减退	
1. 受试者是否有记忆力减退（与之前记忆能力相对比）？	□ 0 否 □ 1 是 □ 8 无法评估 / 受试者受损过于严重
2. 共同参与者是否认为受试者有记忆力减退？（与之前记忆能力相对比）	□ 0 否 □ 1 是 □ 8 无共同参与者
认知方面症状	
3. 根据临床医生判断，受试者目前是否存在对测验结果有影响的认知功能损害？	□ 0 否（如果否，跳转至问题 8） □ 1 是

4. 指出受试者目前是否在下列认知领域与先前所具备的能力相比存在明显的损伤或波动	否　是　未知
4a. 记忆力　如他 / 她是否会忘记谈话内容和（或）约会，行为和（或）言语反复，比平时更容易把东西放错地方，忘记熟人的名字？	□ 0 □ 1 □ 9
4b. 定向力　如他 / 她在回答有关年、月、日的问题时是否有困难，或者无法辨识熟悉的位置，或者在熟悉的地方走失？	□ 0 □ 1 □ 9
4c. 执行功能—判断、计划、解决问题　他 / 她是否在处理金钱问题（如付小费）、支付账单、准备饭菜、购物、使用家用电器、服用药物、驾驶汽车等方面存在困难？	□ 0 □ 1 □ 9
4d. 语言　他 / 她是否言谈吞吞吐吐、找词困难、措辞不当且不会自我更正？	□ 0 □ 1 □ 9
4e. 视空间能力　他 / 她是否在对视觉刺激作出反应和找路方面有困难？	□ 0 □ 1 □ 9
4f. 注意力、专注力　受试者是否注意力短暂或专注力受限？他 / 她是否容易分心？	□ 0 □ 1 □ 9
4g. 波动性认知　受试者的注意力和警觉性是否在数小时或数天内表现出明显的变化——如经常性的失误或发呆，有时会出现思想混乱？	□ 0 □ 1 □ 9
4g1. 如果有波动性认知功能损害，其首次出现的年龄？ ________ （临床医生必须用自己的最佳判断估算发病年龄）	
4h. 其他（具体说明）：______________________	□ 0 □ 1

5. 指出受试者认知功能减退最早出现的主要症状	□ 1 记忆力 □ 2 定向力 □ 3 执行能力方面——判断、计划或解决问题 □ 4 语言 □ 5 视空间能力 □ 6 注意力 / 专注力 □ 7 波动性认知功能损害 □ 8 其他（具体说明）________ □ 9 未知
6. 认知相关症状的发病形式？	□ 1 慢性 □ 2 亚急性 □ 3 急性 □ 4 其他（具体说明）______ □ 99 未知
7. 根据临床医生的判断，认知功能减退开始出现的年龄？ （临床医生必须用自己的最佳判断估算发病年龄）	__ __ __
行为方面症状	
8. 根据临床医生的判断，受试者目前是否存在行为方面的症状？	□ 0 否（如果选择否，跳转至问题 13） □ 1 是

9. 指出受试者目前是否存在下列任何一种有意义的行为改变：	否 是 未知
9a. 淡漠、消极　受试者是否在开展日常活动和社交互动方面，如与家人和（或）朋友进行交流失去兴趣或能力减退？	□ 0 □ 1 □ 9
9b. 抑郁情绪　受试者每次情绪低落的表现是否能超过两周，如对所有活动不感兴趣或不开心、难过、无助、没有胃口、疲惫？	□ 0 □ 1 □ 9
9c. 精神症状	
9c1. 幻视 / 视幻觉	□ 0 □ 1 □ 9
9c1a. 如果选择是，幻觉是否完整清晰？	□ 0 □ 1 □ 9
9c1b. 如果视幻觉完整清晰，受试者出现此症状的年龄？ ________ （888=N/A，不完整清晰） （临床医生必须用自己的最佳判断估算发病年龄）	
9c2. 幻听 / 听幻觉	□ 0 □ 1 □ 9
9c3. 异常、错误、妄想的念头	□ 0 □ 1 □ 9
9d. 脱抑制　受试者是否在家中及公共场所表现出言语粗俗，或言谈举止不当？他 / 她是否愿同陌生人交谈或不爱洁净、不修边幅？	□ 0 □ 1 □ 9
9e. 易怒　受试者是否反应过激，如向家人或其他人大喊大叫？	□ 0 □ 1 □ 9
9f. 亢奋 / 躁动　受试者是否不能保持长时间静坐？他 / 她随意喊打和（或）踢踹？	□ 0 □ 1 □ 9

	否 是 未知
9g. 人格改变 受试者表现出行为怪异或不寻常，例如，常常拾捡破烂，而以为是“奇世珍宝”（无妄想症状），穿着异常或饮食异常？受试者是否不考虑其他人的感受？	□0 □1 □9
9h. 快速眼动睡眠行为障碍 睡眠时，受试者是否出现和梦境一致的运动或活动（如用拳猛击或挥动手臂、叫喊或尖叫） 9h1. 如果是，受试者出现此症状的年龄？ ___ ___ （临床医生必须用自己的最佳判断估算发病年龄）	□0 □1 □9
9i. 焦虑 如他/她是否表现出不安的征象（如频繁叹息，焦虑的面部表情或搓手）和（或）过度忧虑？	□0 □1 □9
9j. 其他（具体说明）____________________	□0 □1 □9
10. 指出受试者行为能力减退最早出现的主要症状	□1 淡漠/消极 □2 抑郁情绪 □3 精神错乱 □4 脱抑制 □5 易怒 □6 亢奋/躁动 □7 人格改变 □8 快速动眼期睡眠行为障碍 □9 焦虑 □10 其他（具体说明）：____________ □99 未知
11. 行为方面症状的发病形式？	□1 慢性 □2 亚急性 □3 急性 □4 其他（具体说明）：____________ □99 未知
12. 根据临床医生的评估，受试者行为方面症状出现的年龄？ ___ ___ （临床医生必须用自己的最佳判断估算发病年龄）	
运动方面症状	
13. 根据临床医生的判断，受试者目前是否存在运动功能方面症 状？	□0 否（如果选择否，则跳转至问题 20） □1 是
14. 受试者目前是否在以下运动功能方面存在有意义的改变	
	否 是 未知
14a. 步态异常 排除关节炎或外伤所致，受试者是否有步态改变？当行走时，他/她是否存在步态不稳或脚步拖拽，同时伴有摆臂减少或消失？	□0 □1 □9
14b. 跌倒 受试者是否比平时更容易摔倒？	□0 □1 □9
14c. 震颤 受试者是否有间歇性颤抖，特别是手、手臂、腿部、头部、嘴或舌头？	□0 □1 □9
14d. 运动迟缓 排除外伤或疾病所致，受试者是否在走路、运动或书写方面出现明显的减慢？他的面部表情是否发生改变或变得过于僵硬，呈现出面具脸、无表情？	□0 □1 □9

15. 指出受试者运动功能减退最早出现的主要症状	□ 1 步态异常 □ 2 跌倒 □ 3 震颤 □ 4 运动迟缓 □ 99 未知
16. 运动方面症状的发病形式	□ 1 慢性 □ 2 亚急性 □ 3 急性 □ 4 其他（具体说明）________ □ 99 未知
17. 运动功能改变是否提示帕金森综合征？（如果选择否或未知，跳转至问题 18）	□ 0 否　□ 1 是　□ 9 未知
17a. 如果是，提示帕金森综合征的运动症状开始出现的年龄？（临床医生必须用自己的最佳判断估算发病年龄）	______
18. 运动功能的改变是否提示肌萎缩侧索硬化？（如果选择否或未知，跳转至问题 19）	□ 0 否　□ 1 是　□ 9 未知
18a. 如果是，提示肌萎缩侧索硬化的运动方面症状开始出现的年龄？（临床医生必须用自己的最佳判断估算发病年龄）	______
19. 根据临床医生的判断，运动功能改变出现的年龄？（临床医生必须用自己的最佳判断估算运动功能发生改变的年龄）	______
减退的整体趋势和主要领域	
20. 认知 / 行为 / 运动功能减退的整体趋势	□ 1 逐步发展 □ 2 阶梯式 □ 3 稳定 □ 4 波动 □ 5 好转 □ 8 N/A □ 9 未知
21. 指出受试者最初被认为发展改变的主要领域	□ 1 认知 □ 2 行为 □ 3 运动功能 □ 8 N/A □ 9 未知
进一步评估路易体痴呆或额颞叶变性	
22. 通过进一步评估，受试者是否为路易体痴呆的潜在发病者？	□ 0 否 □ 1 是
23. 通过进一步评估，受试者是否为额颞叶变性的潜在发病者？	□ 0 否 □ 1 是

第三章

神经心理学评估量表

本章编写目的是在掌握受试者相关基本信息及认知功能损害程度评估的基础上，对受试者的神经心理学成套量表（neuropsych battery）的完成情况及受试者的认知状况进行全面了解。本节介绍了 UDS 3.0 版操作指南表 C2 的内容，包括蒙特利尔认知评估（Montreal cognitive assessment，MoCA）量表、Craft 回忆故事 21（即时）、Benson 复杂图复制（即时）、数字广度测验（顺背）、数字广度测验（倒背）、语言分类流畅性、连线测验、Craft 故事回忆 21（延时）、Benson 复杂图回忆、多语言命名测验（MINT）、语音流畅性 – 音素测验的评分及总体评价。

第一节 神经心理学成套量表评分：操作指南

说明：本表由 ADC 或门诊工作人员填写。测验的实施及评分见以下“神经心理学成套量表操作指南”。UDS 3.0 版本实施后的每位新注册的 UDS 受试者必须进行新的神经心理学成套量表评估。
提示：若受试者无法完成下列测验中的任何一项，请填写以下原因代码 95/995 ＝身体原因 96/996 ＝认知 / 行为问题 97/997 ＝其他原因 98/998 ＝口头拒绝
1. 蒙特利尔认知评估（MoCA）量表
1a. 是否测验了 MoCA 量表的所有部分？ □ 0 否（如果否，填写原因代码，95 ～ 98）：___（跳转至问题 2a） □ 1 是（继续问题 1b）
1b. 测验 MoCA 量表的地点 □ 1 ADC/ 门诊 □ 2 家 □ 3 其他
1c. 测验 MoCA 量表的语言 □ 1 英语 □ 2 西班牙语 □ 3 中文 □ 4 其他（具体说明）________
1d. 由于视力障碍，受试者无法完成其中的一个或更多部分 □ 0 否 □ 1 是
1e. 由于听力障碍，受试者无法完成其中的一个或更多部分 □ 0 否 □ 1 是
1f. 原始总分 – 未修订（未按教育水平或视觉 / 听觉障碍进行修订） 如果下列任何一项 MoCA 条目未填写，填写 88： 1g ～ 1l, 1n ～ 1t, 1w ～ 1bb ___（0 ～ 30，88）

如果有任何一项 MoCA 量表计分条目未能填写（即 1g ~ 1l、1n ~ 1t 及 1w ~ 1bb），则填写 88。1m、1u 和 1v 不作为 MoCA 量表的评分项，因此这些条目有其缺失代码 (95、96、97 或 98)。MoCA 测验只需要计算 1g ~ 1l、1n ~ 1t 及 1w ~ 1bb 这些条目的得分。

1g. 视空间技能 – 交替连线	___（0 ~ 1，95 ~ 98）
1h. 视空间技能 – 立方体	___（0 ~ 1，95 ~ 98）
1i. 视空间技能 – 时钟轮廓	___（0 ~ 1，95 ~ 98）
1j. 视空间技能 – 时钟数字	___（0 ~ 1，95 ~ 98）
1k. 视空间技能 – 时钟指针	___（0 ~ 1，95 ~ 98）
1l. 语言 – 命名	___（0 ~ 3，95 ~ 98）
1m. 记忆 – 记录（读两遍）	___（0 ~ 10，95 ~ 98）
1n. 注意力 – 数字	___（0 ~ 2，95 ~ 98）
1o. 注意力 – 数字 1	___（0 ~ 1，95 ~ 98）
1p. 注意力 – 连续减 7	___（0 ~ 3，95 ~ 98）
1q. 语言 – 复述	___（0 ~ 2，95 ~ 98）
1r. 语言 – 流畅性	___（0 ~ 1，95 ~ 98）
1s. 抽象	___（0 ~ 2，95 ~ 98）
1t. 延迟回忆 – 无提示	___（0 ~ 5，95 ~ 98）
1u. 延迟回忆 – 分类提示	___（0 ~ 5，88 = N/A）
1v. 延迟回忆 – 多选提示 / 再认	___（0 ~ 5，88 = N/A）
1w. 定向力 – 日	___（0 ~ 1，95 ~ 98）
1x. 定向力 – 月	___（0 ~ 1，95 ~ 98）
1y. 定向力 – 年	___（0 ~ 1，95 ~ 98）
1z. 定向力 – 星期	___（0 ~ 1，95 ~ 98）
1aa. 定向力 – 地点	___（0 ~ 1，95 ~ 98）
1bb. 定向力 – 城市	___（0 ~ 1，95 ~ 98）

蒙特利尔认知评估（MoCA）量表是一个筛查量表，用于评估以下认知领域：视空间技能、语言、记忆、注意力、抽象、延迟回忆和定向力。MoCA 测验根据其正确填写的条目数量进行评分，分数较低者提示其表现较差且有严重的认知功能损害。

查看 UDS 3.0 版“神经心理学成套量表操作指南”并完成工作表（worksheet），计算未修订的 MoCA 测验的总分和所有分项得分，并在 NACC UDS 神经心理学成套量表的空格中填写分数。

如果给出分类提示，在问题 1u 中填写回忆词语的数目，否则，填写 88 = N/A 不适用。如果给出多选提示，在问题 1v 中填写回忆词语的数目，否则，填写 88 = N/A 不适用。

注意，如果 1g ~ 1l, 1n ~ 1t 及 1w ~ 1bb 中的任何一项未进行测验，则在问题 1f 总分数中填写 88 = 不适用，总得分不应按比例分配。

此量表作为 NACC 统一数据集（UDS3.0）中的一部分。

2. 其余神经心理学测验

各测验按照它们出现在 NACC UDS 神经心理学成套量表中的顺序执行，即使最近已经进行了一次临床筛查。这样做的目的是，使各中心记忆测验的时间间隔标准化，消除各中心因测验顺序的不同而产生的误差，对于各中心而言，在执行常规测验之前或之后进行 UDS 测验是十分重要的。

2a. MoCA 量表之后的其余量表测验地点 □ 1 ADC/ 诊所　□ 2 家　□ 3 本人 – 其他

2b. 测验量表的语言 □ 1 英语　□ 2 西班牙语　□ 3 中文　□ 4 其他（具体说明）＿＿＿＿

说明其余测验使用的主要语言。

3. Craft 回忆故事 21（即时）

3a. 整体回忆，逐字得分
（如果测验未完成，填写原因代码，95 ~ 98，并跳转至问题 4a）＿＿（0 ~ 44，95 ~ 98）

3b. 整体回忆，意译得分　＿＿（0 ~ 25）

这是一个测试记忆力的测验（陈述性 / 情景），向受试者读一个简短的小故事，然后要求其立刻复述，根据其回忆起的故事单元个数评估受试者的记忆能力。

查看 UDS 3.0 版“神经心理学成套量表操作指南”完成工作表，并在此处填写回忆故事的逐字得分和意译得分。

如果测验没有完成，在问题 3a 中填写相应的原因代码（95 ~ 98），问题 3b 不作答。

此量表作为 NACC 统一数据集（UDS3.0）中的一部分。

4. Benson 复杂图复制（即时）

4a. Benson 图复制总分（如果测验未完成，填写原因代码，95 ~ 98）＿＿（0 ~ 17，95 ~ 98）

该测验的目的是评估受试者的视空间能力和视觉记忆功能。在本项测验中，向受试者展示一个由几何形状组成的图形，然后要求受试者在同一页纸上对其进行复制。

记录每个形状元素的精度和位置，根据其复制 Benson 图形的总分来评估受试者的视空间能力和视觉记忆功能。

有些情况下测验者应该考虑测验无效（如在测验时受试者没戴眼镜而无法看清楚），此时，填写本节列出的相应的原因代码。

如果受试者由于身体因素无法完成 Benson 复杂图复制，应该在得分一栏中填写 95 ＝身体原因。

查看 UDS 3.0 版“神经心理学成套量表操作指南”完成工作表，并在此处填写总分。

此量表作为 NACC 统一数据集（UDS3.0）中的一部分。

5. 数字广度测验（顺背）

5a. 正确的数字串总数
（如果测验未完成，填写原因代码，95 ~ 98，并跳转至问题 6a）＿＿（0 ~ 14，95 ~ 98）

5b. 最长的正确数字串的数字个数　＿＿（0，3 ~ 9）

这是一个广泛使用的测量工作记忆（或注意力）的测验，测验中检查者向受试者读长度逐渐增加的数字序列，并要求受试者按顺序复述。最长的数字广度是指受试者能够正确复述的最长的正确数字串的数字个数。

查看 UDS 3.0 版“神经心理学成套量表操作指南”完成工作表，并在此填写正确的数字串总数和最长的正确数字串的数字个数。

如果测验没有完成，在问题 5a 中填写相应的原因代码（95 ~ 98），问题 5b 不作答。

此量表作为 NACC 统一数据集（UDS3.0）中的一部分。

6. 数字广度测验（倒背）

6a. 正确的数字串总数
（如果测验未完成，填写原因代码，95 ~ 98，并跳转至问题 7a） ——（0 ~ 14，95 ~ 98）

6b. 最长的正确数字串的数字个数 ——（0，2 ~ 8）

这是一个广泛使用的测量工作记忆（或注意力）的测验，测验中测验者向受试者读长度逐渐增加的数字序列，并要求受试者由后向前反向复述。根据其反向复述的正确个数来评估受试者工作记忆（或注意力）能力。最长的数字广度是指受试者能够正确反向复述的最长的正确数字串的数字个数。

查看 UDS 3.0 版“神经心理学成套量表操作指南”完成工作表，并在此填写正确的数字串总数和最长的正确数字串的数字个数。

如果测验没有完成，在问题 6a 中填写相应的原因代码（95 ~ 98），问题 6b 不作答。

此量表作为 NACC 统一数据集（UDS3.0）中的一部分。

7. 语言分类流畅性

7a. 动物：在 60 秒内说出动物名称的总数
（如果测验未完成，填写原因代码，95 ~ 98） ——（0 ~ 77，95 ~ 98）

7b. 农作物：在 60 秒内说出农作物名称的总数
（如果测验未完成，填写原因代码，95 ~ 98） ——（0 ~ 77，95 ~ 98）

这是一种广泛使用的测量语义记忆（言语流畅，语言）的量表。受试者被要求按照不同语义类别命名，仅根据命名的数量进行评分。

查看 UDS 3.0 版“神经心理学成套量表操作指南”，完成规定的两个工作表，并在每项测验中填写相应的分数。

如果测验没有完成，在空格中填写相应的原因代码（95 ~ 98）。

8. 连线测验

8a. A 部分：完成测验的总秒数（如果 150 秒内没有完成，填写 150）
（如果测验未完成，填写原因代码，995 ~ 998，并跳转至问题 8b） ——（0 ~ 150，995 ~ 998）

8a1. 错误连线个数 ——（0 ~ 40）

8a2. 正确连线个数 ——（0 ~ 24）

8b. B 部分：完成测验的总秒数（如果 300 秒内没有完成，填写 300）
（如果测验未完成，填写原因代码，995 ~ 998，并跳转至问题 9a） ——（0 ~ 300，995 ~ 998）

8b1. 错误连线个数 ——（0 ~ 40）

8b2. 正确连线个数 ——（0 ~ 24）

这是一个测量处理速度和执行功能的测验。A 部分和 B 部分依赖于视觉运动和感知搜索能力，B 部分还要求受试者在设定的时间内，通过一定的认知能力从数字组转换到字母组。
查看 UDS 3.0 版“神经心理学成套量表操作指南”完成工作表，并在每项测验中填写相应的分数。
如果 A 部分没有完成，在问题 8a 中填写相应的原因代码（95 ~ 98），问题 8a1 和 8a2 不作答。
如果 B 部分没有完成，在问题 8b 中填写相应的原因代码（95 ~ 98），问题 8b1 和 8b2 不作答。

9. Craft 故事回忆 21（延时）

9a. 整体回忆，逐字得分
（如果测验未完成，填写原因代码，95 ~ 98，并跳转至问题 10a） ——（0 ~ 44，95 ~ 98）

9b. 整体回忆，意译得分 ——（0 ~ 25）

9c. 具体时间间隔 / 延迟时间（分钟） ——（0 ~ 85 分钟，99 =未知）

9d. 需要提示（男孩） □0 否 □1 是

这是一个故事延迟回忆测验（情景记忆），即回忆之前进行的 Craft 故事回忆 21（即时）测验的故事内容。
查看 UDS 3.0 版“神经心理学成套量表操作指南”完成工作表，并在此处填写整体回忆的逐字得分和意译得分，Craft 回忆故事 21（即时）后经过的分钟数及是否需要线索提示。
注：两个测验之间的时间间隔至少为 20 分钟；如果不到 20 分钟，不添加其他测验。开始 Craft 故事回忆 21（延时）测验，并记录下 Craft 故事回忆 21（即时）结束至开始进行 Craft 故事回忆 21（延时）的时间间隔。
如果间隔时间未知或记录错误，填写 99 =未知。
此量表作为 NACC 统一数据集（UDS3.0）中的一部分。

10. Benson 复杂图回忆

10a. 延迟 10 ~ 15 分钟后绘制 Benson 图的总分
（如果测验未完成，填写原因代码，95 ~ 98，并跳转至问题 11a） ——（0 ~ 17，95 ~ 98）

10b. 是否能从四种选项中选出原始的图形 □0 否 □1 是

受试者完成复制 Benson 图形（见 Benson 复杂图复制）10 ~ 15 分钟后，要求受试者凭借记忆在空白纸上再画一次。记录每个形状元素的位置和精度。根据其 10 ~ 15 分钟后绘制 Benson 图总分来评估受试者的视空间能力和视觉记忆功能。
查看 UDS 3.0 版“神经心理学成套量表操作指南”完成工作表，并在此处填写总分。
如果测验没有完成，填写相应的原因代码（95 ~ 98），问题 10b 不作答。若测验能够完成，记录该受试者是否能从四种选项中选出原始的形状。

11. 多语言命名测验（multilingual naming test，MINT）

11a. 总分
（如果测验未完成，填写原因代码，95 ~ 98，并跳转至问题 12a） ——（0 ~ 32，95 ~ 98）
11b. 没有语义提示下完全正确 ——（0 ~ 32）
11c. 给语义提示的个数 ——（0 ~ 32）
11d. 给语义提示后正确的个数（88 =不适用） ——（0 ~ 32，88）
11e. 给语音提示的个数 ——（0 ~ 32）
11f. 给语音提示后正确的个数（88 =不适用） ——（0 ~ 32，88）

多语言命名测验是一个对物体线条图的口头命名能力的测验，这项测验对失语症和物体识别缺陷具有敏感性。
查看 UDS 3.0 版“神经心理学成套量表操作指南”完成工作表，并在此处填写总分。
如果测验没有完成，填写相应的原因代码（95 ~ 98），问题 11b ~ 11f 不作答。
如果没有给出语义提示，则在问题 11d 中填写 88 =不适用。
如果没有给出语音提示，则在问题 11f 中填写 88 =不适用。
此量表作为 NACC 统一数据集（UDS3.0）中的一部分。

12. 语音流畅性 – 音素测验

12a. 在一分钟内说出正确的含有“发”字的词组或成语的数目
（如果测验未完成，填写原因代码，95 ~ 98，并跳转至问题 12d） ——（0 ~ 40，95 ~ 98）
12b. 在一分钟内说出含有“发”字的词组或成语重复的数目 ——（0 ~ 15）

12c. 在一分钟内说出不含“发”字的词组或成语和违反规则的错误数目 ——（0 ~ 15）
12d. 在一分钟内说出正确的含有“学”字的词组或成语的数目
（如果测验未完成，填写原因代码，95 ~ 98，并跳转至问题 13a） ——（0 ~ 40，95 ~ 98）

12e. 在一分钟内说出的含有“学”字词组或成语重复的数目 ——（0 ~ 15）
12f. 在一分钟内说出不含“学”字的词组或成语和违反规则的错误数目 ——（0 ~ 15）
12g. 说出正确的有“发”和“学”字的词组或成语的总数 ——（0 ~ 80）
12h. 说出含有“发”和“学”字的词组或成语重复的总数 ——（0 ~ 30）
12i. 说出不含“发”或“学”字的词组或成语和违反规则的错误总数 ——（0 ~ 30）

这是一个广泛使用的构词测验，用于评估额叶功能障碍。在这个测验中，要求受试者在 60 秒内，尽可能多地说出含有“发”字的词组或成语；在 60 秒内，尽可能多地说出含有“学”字的词组或成语。根据其正确说出含有“发”字和“学”字的词组或成语的个数来评估受试者的构词能力。
查看 UDS 3.0 版“神经心理学成套量表操作指南”完成工作表，并在此处填写总分。
如果含有“发”字的测验没有完成，在问题 12a 中填写相应的原因代码（95 ~ 98），问题 12b ~ 12d 不作答。
如果含有“学”字的测验没有完成，在问题 12d 中填写相应的原因代码（95 ~ 98），问题 12e、12f 不作答。
如果含有“发”字和含有“学”字的测验均未完成，问题 12g ~ 12i 不作答。
此量表作为 NACC 统一数据集（UDS3.0）中 FTLD 的一部分。

13. 总体评价	
13a. 临床医生（如神经心理学家、行为神经学家或其他有资格的临床医生）根据 UDS 神经心理学测验，判定受试者的认知状况	□ 1 比同龄人情况更好 □ 2 与同龄人情况相同 □ 3 一个或两个测验分数异常 □ 4 三个或三个以上分数异常，或比预期要低 □ 0 临床医生无法作出评价

分析神经心理学测验的表现，必须考虑除了痴呆以外会影响测验结果的因素（如先前的认知能力、教育、种族 / 民族及受试者的积极性和配合情况）。临床医生根据受试者神经心理学测验的结果作出评价。根据测验，要求临床医生对受试者的认知状况进行评定，如下所示：

1 = 比同龄人情况更好。根据常用的临床标准，受试者大部分 UDS 神经心理学测验得分都在其年龄和教育的平均水平之上。

2 = 与同龄人情况相同。大部分 UDS 神经心理学测验得分都在其年龄和教育平均水平的正常范围之内。

3 = 一个或两个测验分数异常。大部分 UDS 神经心理学测验得分都在正常范围内或高于正常水平，但一个或两个测验得分明显低于正常水平。

4 = 三个或三个以上分数异常，或比预期要低。三个或三个以上的 UDS 神经心理学测验得分都在其年龄和教育平均水平的正常范围以下，或某些受试者虽然没有明显的异常，但得分比预期要低。

0 = 临床医生无法作出评价。依据检查和测验结果无法作出评价。

第二节　神经心理学成套量表评分

ADC 名称：＿＿＿＿＿＿ 受试者 ID：＿＿＿＿＿＿ 填表日期：＿＿＿＿＿＿
访视序号：＿＿＿＿＿＿ 检查者姓名首字母：＿＿＿＿＿＿

说明：本表由 ADC 或门诊工作人员填写。测验的实施及评分见本节“神经心理学成套量表操作指南”。UDS 3.0 版本实施后的每位新注册的 UDS 受试者必须进行新的神经心理学成套量表评估。

提示：若受试者无法完成下列测验中的任何一项，请填写以下原因代码

95/995 ＝身体原因　96/996 ＝认知 / 行为问题　97/997 ＝其他原因　98/998 ＝口头拒绝

1. 蒙特利尔认知评估（MoCA）量表	
1a. 是否测验了 MoCA 量表的所有部分？ □ 0 否（如果否，填写原因代码，95 ～ 98）：＿＿（跳转至问题 2a） □ 1 是（继续问题 1b）	
1b. 测验 MoCA 量表的地点　□ 1 ADC/ 诊所　□ 2 家　□ 3 本人－其他	
1c. 测验 MoCA 量表的语言　□ 1 英语　□ 2 西班牙语　□ 3 中文　□ 4 其他（具体说明）＿＿＿	
1d. 由于视力障碍，受试者无法完成其中的一个或更多部分　□ 0 否　□ 1 是	
1e. 由于听力障碍，受试者无法完成其中的一个或更多部分　□ 0 否　□ 1 是	
1f. 原始总分－未修订（未按教育水平或视觉 / 听觉障碍进行修订） 如果下列任何一项 MoCA 项目未填写，填写 88： 1g ～ 1l，1n ～ 1t，1w ～ 1bb	＿＿（0 ～ 30，88）
1g. 视空间技能－交替连线	＿＿（0 ～ 1，95 ～ 98）
1h. 视空间技能－立方体	＿＿（0 ～ 1，95 ～ 98）
1i. 视空间技能－时钟轮廓	＿＿（0 ～ 1，95 ～ 98）
1j. 视空间技能－时钟数字	＿＿（0 ～ 1，95 ～ 98）
1k. 视空间技能－时钟指针	＿＿（0 ～ 1，95 ～ 98）
1l. 语言－命名	＿＿（0 ～ 3，95 ～ 98）
1m. 记忆－记录（读两遍）	＿＿（0 ～ 10，95 ～ 98）
1n. 注意力－数字	＿＿（0 ～ 2，95 ～ 98）
1o. 注意力－数字 1	＿＿（0 ～ 1，95 ～ 98）

1p. 注意力－连续减 7	——（0 ~ 3，95 ~ 98）
1q. 语言－复述	——（0 ~ 2，95 ~ 98）
1r. 语言－流畅性	——（0 ~ 1，95 ~ 98）
1s. 抽象	——（0 ~ 2，95 ~ 98）
1t. 延迟回忆－无提示	——（0 ~ 5，95 ~ 98）
1u. 延迟回忆－分类提示	——（0 ~ 5，88 ＝不适用）
1v. 延迟回忆－多选提示	——（0 ~ 5，88 ＝不适用）
1w. 定向力－日	——（0 ~ 1，95 ~ 98）
1x. 定向力－月	——（0 ~ 1，95 ~ 98）
1y. 定向力－年	——（0 ~ 1，95 ~ 98）
1z. 定向力－星期	——（0 ~ 1，95 ~ 98）
1aa. 定向力－地点	——（0 ~ 1，95 ~ 98）
1bb. 定向力－城市	——（0 ~ 1，95 ~ 98）
2. 其余神经心理学测验	
2a. MoCA 量表之后的量表测验地点 □ 1 ADC/ 诊所 □ 2 家 □ 3 本人－其他	
2b. 测验量表的语言　□ 1 英语 □ 2 西班牙语 □ 3 中文 □ 4 其他（具体说明）________	
3. Craft 回忆故事 21（即时）	
3a. 整体回忆，逐字得分 （如果测验未完成，填写原因代码，95 ~ 98，并跳转至问题 4a）	——（0 ~ 44，95 ~ 98）
3b. 整体回忆，意译得分	——（0 ~ 25）
4. Benson 复杂图复制（即时）	
4a. 复制总分（如果测验未完成，填写原因代码，95 ~ 98）	——（0 ~ 17，95 ~ 98）
5. 数字广度测验（顺背）	
5a. 正确的数字串总数 （如果测验未完成，填写原因代码，95 ~ 98，并跳转至问题 6a）	——（0 ~ 14，95 ~ 98）
5b. 最长的正确数字串的数字个数	——（0，3 ~ 9）

6. 数字广度测验（倒背）	
6a. 正确的数字串总数 （如果测验未完成，填写原因代码，95 ~ 98，并跳转至问题 7a）	——（0 ~ 14，95 ~ 98）
6b. 最长的正确数字串的数字个数	——（0，2 ~ 8）
7. 语言分类流畅性	
7a. 动物：在 60 秒内说出动物名称的总数 （如果测验未完成，填写原因代码，95 ~ 98）	——（0 ~ 77，95 ~ 98）
7b. 农作物：在 60 秒内说出农作物名称的总数 （如果测验未完成，填写原因代码，95 ~ 98）	——（0 ~ 77，95 ~ 98）
8. 连线测验	
8a. A 部分：完成测验的总秒数（如果 150 秒内没有完成，填写 150） （如果测验未完成，填写原因代码，995 ~ 998，并跳转至问题 8b）	——（0 ~ 150，995 ~ 998）
8a1. 错误连线个数	——（0 ~ 40）
8a2. 正确连线个数	——（0 ~ 24）
8b. B 部分：完成测验的总秒数（如果 300 秒内没有完成，填写 300） （如果测验未完成，填写原因代码，995 ~ 998，并跳转至问题 9a）	——（0 ~ 300，995 ~ 998）
8b1. 错误连线个数	——（0 ~ 40）
8b2. 正确连线个数	——（0 ~ 24）
9. Craft 回忆故事 21（延时）	
9a. 整体回忆，逐字得分 （如果测验未完成，填写原因代码，95 ~ 98，并跳转至问题 10a）	——（0 ~ 44，95 ~ 98）
9b. 整体回忆，意译得分	——（0 ~ 25）
9c. 具体时间间隔 / 延迟时间（分钟）(99 ＝未知）	——（0 ~ 85 分钟）
9d. 需要提示（男孩）	□ 0 ＝否　□ 1 ＝是
10. Benson 复杂图回忆	
10a. 延迟 10 ~ 15 分钟后绘制 Benson 图的总分 （如果测验未完成，填写原因代码，95 ~ 98，并跳转至问题 11a）	——（0 ~ 17，95 ~ 98）
10b. 是否能从四种选项中选出原始的图形	□＝否　□ 1 ＝是

11. 多语言命名测验（MINT）	
11a. 总分 （如果测验未完成，填写原因代码，95 ~ 98，并跳转至问题 12a）	——（0 ~ 32，95 ~ 98）
11b. 没有语义提示下完全正确	——（0 ~ 32）
11c. 给语义提示的个数	——（0 ~ 32）
11d. 给语义提示后正确的个数（88 =不适用）	——（0 ~ 32，88）
11e. 给语音提示的个数	——（0 ~ 32）
11f. 给语音提示后正确的个数（88 =不适用）	——（0 ~ 32，88）
12. 语言流畅性 – 音素测验	
12a. 在一分钟内说出正确的含有“发”字的词组或成语的数目 （如果测验未完成，填写原因代码，95 ~ 98，并跳转至问题 12d）	——（0 ~ 40，95 ~ 98）
12b. 在一分钟内说出含有“发”字的词组或成语重复的数目	——（0 ~ 15）
12c. 在一分钟内说出不含“发”字的词组或成语和违反规则的错误数目	——（0 ~ 15）
12d. 在一分钟内说出正确的含有“学”字的词组或成语的数目 （如果测验未完成，填写原因代码，95 ~ 98，并跳转至问题 13a）	——（0 ~ 40，95 ~ 98）
12e. 在一分钟内说出的含有“学”字词组或成语重复的数目	——（0 ~ 15）
12f. 在一分钟内说出不含“学”字的词组或成语和违反规则的错误数目	——（0 ~ 15）
12g. 说出正确的有“发”或“学”字的词组或成语的总数	——（0 ~ 80）
12h. 说出含有“发”或“学”字的词组或成语重复的总数	——（0 ~ 30）
12i. 说出不含“发”或“学”字的词组或成语和违反规则的错误总数	——（0 ~ 30）
13. 总体评价	
13a. 临床医生（如神经心理学家、行为神经学家或其他有资格的临床医生）根据 UDS 神经心理学测验判定受试者的认知状况	□ 1 =比同龄人情况更好 □ 2 =与同龄人情况相同 □ 3 =一个或两个测验分数异常 □ 4 =三个或三个以上分数异常，或比预期要低 □ 0 =临床医生无法作出评价

第四章

临床诊断相关量表

本章编写目的是便于临床医生对受试者进行临床诊断并在结合前三章采集的信息基础上对受试者既往疾病和本次测验发现的疾病进行全面诊断。

第一节 临床诊断

本节介绍了 UDS 3.0 版操作指南表 D1（clinician diagnosis）的内容，包括受试者认知和行为状态、生物标志物、影像学及基因学、病因诊断等。

一、临床诊断：操作指南

说明：本表由临床医生填写。补充说明及举例见本节操作指南。每个问题仅限一个选项。
此表格可以分为三个主要的部分： 第一部分　认知和行为状态：正常认知 \ 轻度认知功能损害（MCI）\ 痴呆或痴呆综合征。 第二部分　生物标志物、影像学及基因学 \ 遗传学：神经成像及脑脊液生物标志物、脑血管疾病（CVD）影像学依据、已知的阿尔茨海默病及额颞叶变性基因突变。 第三部分　病因诊断：认知功能损害推定病因诊断。
1. 诊断方式：以何种方式确诊？ □ 1 一位临床医生 □ 2 达成共识的正式小组 □ 3 其他（两位或两位以上的临床医生或其他非正式小组）
若该诊断由一组临床医生（神经病学专家、神经心理学专家、老年病学专家）定期或非定期共同讨论决定，则选择 2 ＝达成共识的正式小组。如果是一个临时的正式小组（如两位或两位以上临床医生或其他非正式小组），则选择 3 ＝其他。
第一部分：认知和行为状态
2. 受试者是否认知功能正常［CDR ＝ 0，和（或）正常范围内的神经心理学测验结果］及行为举止正常（如受试者没有可以确诊为额颞叶变性（FTLD）或路易体痴呆（LBD）导致的轻度认知功能损害或痴呆的行为）？ □ 0 否（继续进行问题 3） □ 1 是（跳转至问题 6）

若受试者认知功能正常，没有因额颞叶变性（FTLD）或路易体痴呆（DLB）所致的轻度认知功能损害或痴呆的行为，则选择 1 ＝是。认知功能正常是指①无轻度认知功能损害或痴呆的诊断；② CDR 得分为 0 或者神经心理学测验得分在正常范围内（或两者皆符合）。

全病因痴呆

受试者的认知功能或行为（神经精神方面）症状符合下列标准：

·工作或日常生活能力同之前相比受到影响

·功能水平同之前相比有衰退

·不能用谵妄或其他的神经疾病解释

·包括通过病史采集及客观的认知评估（床头测验或神经心理学测验），发现并确诊的认知功能损害以及下列一个[1)]或更多个领域的损伤

– 获取或记忆新信息的能力受损

– 对复杂任务的推理和处理能力的障碍、判断力差

– 视空间能力受损

– 言语功能受损

– 人格、行为举止改变

3. 受试者是否符合痴呆的诊断标准？

□ 0 否（跳转至问题 5）

□ 1 是（继续跳转至问题 4）

复查上述问题 3 列出的标准，以确定受试者是否符合全病因痴呆标准。这些标准是对 Mckhann 全病因痴呆标准的修改（2011），允许单个认知领域受到影响。

问题 4a ～ 4f：下列痴呆综合征的诊断应只依据临床症状进行判断而非生物标志物或影像学结果。

4. 如果受试者符合痴呆的诊断标准，回答问题 4a ～ 4f，然后跳转至问题 6。

完全依据病史和检查（包括神经心理学测验），判定认知 / 行为综合征是什么？选择出存在的症状，其他选择在 NACC 数据库中默认为不存在。

痴呆综合征	存在
4a. 遗忘型多领域痴呆综合征	□ 1

遗忘型多领域痴呆综合征包括典型阿尔茨海默病痴呆，以及非阿尔茨海默病的遗忘型多领域痴呆。

1）单域认知损害的情况下［如原发性进行性失语症（PPA）中的语言、行为变异型额颞叶痴呆 (bvFTD) 中的行为、后皮质萎缩］，受试者必须不符合轻度认知功能损害（MCI）的标准。

	4b. 后皮质萎缩综合征（或主要表现在视觉上）	□ 1

"经常被认为是阿尔茨海默病的一种非典型或变异形式，在患者 50 岁后或 60 岁早期易出现，特征为视觉处理技能进展性衰退、早期记忆力和语言功能相对完整以及后脑区域的萎缩。后皮层萎缩 PCA 与各种异常症状有关，例如解释、定位或通过视觉引导用手触碰特定物体。随着病情的发展，病人经常会有更多的弥散性认知功能损害，如解读数字、阅读以及写作或拼写也可能会受到影响，最终导致痴呆。"摘自：Sebastian J.Crutch, Jonathan M.Schott, Gil D. Rabinovici, et al. 2013. Shining a light on posterior cortical atrophy. Alzheimer's & Dementia, 9(4):464.

后皮质萎缩（posterior cortical atrophy，PCA）的特征

1. 后皮质萎缩的核心特征
   a. 起病隐匿，进展缓慢
   b. 明显的视觉感知和视空间障碍，但视觉本身无明显损害
   c. 记忆力和理解力相对保存
   d. 复杂的视觉障碍证据（例如，Balint 综合征或 Gerstmann 综合征的主要症状，如视野缺损、视觉失认症、环境定向障碍）
   e. 排除卒中或震颤
2. 其他支持性特征
   a. 老年前期发病
   b. 失读症
   c. 观念运动性失用症和穿着失用症
   d. 面孔失认症 / 脸盲症
   e. 彩色后向的反常延长

	4c. 原发性进行性失语症（PPA）	□ 1

如果受试者符合 PPA 的核心诊断标准，则选择 1 ＝存在。

PPA 的基本诊断[1)]

必须存在所有的三项核心标准：

1. 最突出的临床特征是新发的、渐进性的语言困难（即检索、使用、重复、定序或理解能力）。
2. 语言障碍（失语症）应是疾病早期最突出的症状。
3. 排除神经退行性疾病以外的所有其他原因。

非流利型 / 失语法型 PPA 诊断标准

Ⅰ 非流利型 / 失语法型 PPA 的临床诊断

必须存在以下诊断要点中的一项：

1. 语言生成中的语法缺失。
2. 说话费力、断断续续、带有不一致的语音错误和失真（言语失用症）。

以下 3 个特征中至少有 2 个必须存在：

1. 对语法复杂句子的理解障碍。
2. 轻微的单词理解障碍。
3. 轻微的实物命名障碍。

1）M-Marsel Mesulam, 2003. Primary progressive aphasia:A language–based dementia. New England Journal of Medicine, 348: 1535-1542.

Ⅱ 非流利型 / 失语法型 PPA 的影像学支持表现

以下两项必须同时存在：

1. 作出非流利型及语法障碍型失语症的临床诊断。
2. 影像学必须显示以下至少一项：
   a. 磁共振（MPI）显示左后额叶、岛叶萎缩
   b. SPECT 或 PET 显示左后额叶、岛叶低灌注或低代谢

Ⅲ 有明确病理的非流利型 / 失语法型 PPA

临床诊断（标准 1 和标准 2、标准 3 中的任意一项）：

1. 作出非流利型原发性进行性失语症的临床诊断。
2. 一个特定的神经退行性病变的组织病理学证据（如 FTLD–tau、FTLD–TDP、AD、其他）。
3. 存在已知的致病突变。

缩略词：AD ＝阿尔茨海默病；FTLD ＝额颞叶变性； PPA ＝原发性进行性失语

语义型 PPA 的诊断标准

Ⅰ 语义型 PPA 的临床诊断

以下两项核心标准必须存在：

a. 命名障碍
b. 词语理解能力障碍

以下其他诊断标准必须至少符合三项：

a. 实体命名障碍，特别是低频或低熟悉项目
b. 表层阅读障碍或书写困难
c. 轻微的复述功能障碍
d. 轻微的言语生成（语法及口语）功能障碍

Ⅱ 语义型 PPA 的影像学支持

以下两项诊断标准必须同时存在：

1. 作出语义型 PPA 的临床诊断。
2. 影像学结果必须符合下列选项中的至少一项：
   a. 影像学表现为前颞叶萎缩
   b. SPECT 或 PET 显示前颞叶低灌注或低代谢

Ⅲ 有明确病理的语义型 PPA

临床诊断（标准 1 和标准 2、标准 3 中的任意一项）：

1. 作出语义型 PPA 的临床诊断。
2. 一个特定的神经退行性病变的组织病理学证据（如 FTLD–tau、 FTLD–TDP、AD、其他）。
3. 存在已知的致病基因突变。

缩略词：AD ＝阿尔茨海默病；FTLD ＝额颞叶变性； PPA ＝原发性进行性失语

逻辑型 PPA 的诊断标准

Ⅰ 逻辑型 PPA 的临床诊断

以下两项核心标准必须存在：

a. 自发语言中的词语命名障碍

b. 句子和短语的复述功能障碍

以下其他特点必须存在三项：

a. 自发言语及命名时言语（发音）错误

b. 轻微的单词理解和实物命名障碍

c. 轻微的运动性语言障碍

d. 无直接的语法错乱

Ⅱ 逻辑型 PPA 的影像学支持

以下两项诊断标准必须同时满足：

1. 作出逻辑型 PPA 的临床诊断。

2. 影像学必须显示以下至少一项：

a. MRI 显示典型的左后外侧裂和后顶叶萎缩

b. SPECT 或 PET 显示左后外侧裂和后顶叶低灌注或低代谢

Ⅲ 有明确病理的逻辑型 PPA

临床诊断（标准 1 和标准 2、标准 3 中的任意一项）：

1. 作出逻辑型 PPA 的临床诊断。

2. 一个特定的神经退行性病变的组织病理学证据（如 FTLD–tau、FTLD–TDP、AD、其他）。

3. 存在已知致病突变。

	4c1. □ 1 符合语义型 PPA 诊断标准 □ 2 符合逻辑型 PPA 诊断标准 □ 3 符合非流利型 / 失语法型 PPA 诊断标准 □ 4 其他 / 未明确类型的 PPA	

复查上述问题 4 列出的标准并选择 PPA 的亚型。若研究对象符合 PPA 的核心临床标准但无法进一步分为非流利型 / 失语法型、语义型或逻辑型 PPA，则选择 4 ＝其他 / 未明确类型的 PPA。

	4d. 行为变异型额颞叶痴呆（bvFTD）综合征	□ 1

如果符合下列 bvFTD 的核心诊断标准，则选择 1 ＝存在。

bvFTD 诊断标准的国际共识 (FTDC)

Ⅰ 神经退行性病变

符合 bvFTD 的诊断标准必须出现下列症状：通过观察或既往史发现进行性进展的行为症状和（或）认知表现 (由比较了解的知情者提供资料)。

Ⅱ 可能的 bvFTD

下列行为症状或认知表现（1 ～ 6）必须存在三项才能符合诊断标准，且症状是持续性或复发性的，而不是一过性或暂时性的。

1. 早期脱抑制行为［必须有下列项目（a ~ c）中的一项］：
   a. 不恰当的社会行为
   b. 不礼貌或粗鲁的行为
   c. 冲动、轻率或粗心的行为
2. 早期淡漠和懒惰行为［必须有下列项目（a、b）中的一项］：
   a. 淡漠
   b. 懒惰
3. 早期丧失同情心行为［必须有下列项目（a、b）中的一项］：
   a. 对他人的需求和感觉反应减低
   b. 对人际关系或个人情感缺乏兴趣
4. 早期持续性、强迫性、刻板性行为［必须有下列项目（a ~ c）中的一项］：
   a. 重复简单的动作
   b. 复杂、强迫性 / 刻板性行为
   c. 刻板言语
5. 食欲亢进和饮食的变化［必须有下列项目（a ~ b）中的一项］：
   a. 饮食偏好改变
   b. 饮食过量，烟酒摄入量增加
   c. 异食癖
6. 神经心理学特征：执行功能障碍合并相对较轻的记忆及视空间能力的减退［以下所有症状（a ~ c）必须存在］：
   a. 执行功能减退
   b. 相对较轻的情景记忆障碍
   c. 相对较轻的视空间障碍

Ⅲ 很可能为 bvFTD

下列诊断标准（标准 1 ~ 3）都存在，才能符合诊断标准。
1. 符合疑似的行为变异性额颞叶痴呆标准。
2. 存在显著的功能减退（由照料者报告或经过临床痴呆评定、功能性活动问卷的分数而收集到的明确证据）。
3. 影像学结果支持可疑的额颞叶痴呆综合征的诊断［以下症状中（a、b）至少存在 1 项］：
   a. MRI 或 CT 显示额和（或）前颞叶萎缩
   b. SPECT 或 PET 显示额和（或）前颞叶低灌注或低代谢区

Ⅳ 有明确 FTLD 病理变化的 bvFTD

符合标准 1 同时存在标准 2 或标准 3 中的一项，才能符合诊断标准。
1. 符合疑似的或可能的 bvFTD 的诊断。
2. 活检或尸检有 FTLD 的组织病理学证据。
3. 存在已知的致病基因突变。

Ⅴ bvFTD 的排除标准

诊断 bvFTD 时 1、2 均必须为否定；疑似 bvFTD 诊断时，3 可为肯定；可能的 bvFTD 诊断时，3 必须为否定。
1. 症状更有可能是由其他神经系统非退行性疾病或内科疾病引起。
2. 行为异常更符合精神病学诊断。
3. 生物标志物强烈提示阿尔茨海默病或其他神经退行性病变。

一般来说，“早期”指的是在前 3 年内出现的综合征。bvFTD ＝行为变异型额颞叶痴呆。

	4e. 路易体痴呆综合征	□1

如果受试者符合下列路易体痴呆（dementia with Lewy body, DLB）的临床诊断标准，则选择 1 =存在。

作为一个额外的参考，Ferman 等的文献[1]提示包含快速动眼期睡眠行为障碍 (RBD) 的路易体痴呆综合征提高了路易体痴呆的诊断分类。

路易体痴呆临床诊断标准修订版（2005，2017）

1. 首要特征是痴呆

   痴呆的定义为进行性认知功能下降，影响到正常的社交和工作能力。认知障碍早期可能以注意力、执行功能和视空间缺陷等特征最为突出，在疾病早期显著的或持续的记忆力下降并非一定发生，但通常出现在疾病的进展过程中。

2. 核心临床特征（前三个典型特征出现在早期，并可能持续整个病程）

   a. 认知功能波动，伴显著的注意力和警觉性改变

   b. 反复出现的形象生动且细节详细的视幻觉

   c. RBD（可能先于认知功能下降）

   d. 帕金森病的一个或多个自发的主要特征：运动迟缓（定义为运动缓慢和幅度或速度衰减）、休息性震颤或僵直

3. 支持性临床特征

   a. 对抗精神病药物高度敏感；姿势保持反射障碍

   b. 反复出现跌倒

   c. 晕厥或其他短暂的、不明原因的意识丧失

   d. 严重的自主神经功能紊乱，如便秘、体位性低血压、尿失禁

   e. 嗜睡

   f. 嗅觉减退

   g. 其他形式的幻觉现象

   h. 系统性妄想

   i. 情感淡漠

   j. 焦虑

   k. 抑郁

4. 指示性生物标记：

   a. 通过 SPECT 或 PET 显示基底神经节多巴胺转运体摄取减少。

   b. 异常（低摄取）123 碘 -MIBG 心肌显像。

   c. 多导睡眠图确认无弛缓的快速眼动睡眠。

5. 支持性生物标志物（通常存在，但对于诊断没有特异性）

   a. 电子计算机断层扫描（computed tomography，CT）或磁共振成像（magnetic resonance imaging，MRI）显示内侧颞叶结构相对完整

   b. SPECT/PET 灌注或代谢扫描显示枕部低吸收伴活动减少，FDG-PET 显像岛带征

   c. 脑电图显示颞叶慢波增强和短暂尖波

6. 诊断很可能为 DLB，如果：

   a. DLB 的两个或两个以上核心临床特征存在，无论是否存在提示性生物标志物

   或者

   b. 只有一个核心临床特征，但有一个或多个提示性生物标志物，不应该仅根据生物标志物诊断很可能为 DLB

1）Ferman T J, Boeve B F, Smith G E, et al. 2011. Inclusion of RBD improves the diagnostic classifiation of dementia with Lewy bodies. Neurology, 77(9):875-882.doi:10.1212/WNL.0b013e31822c9148.

7. 诊断疑似为 DLB，如果：

a. 只有一个 DLB 的核心临床特征，但没有提示性生物标志物证据

b. 有一个或多个提示性生物标志物，但没有核心临床特征

8. DLB 的可能性较小：

任何其他身体疾病或大脑疾病，包括脑血管疾病，足以部分或全部解释临床表现，但这些不排除 DLB 诊断，并可能提示导致临床表现的混合或多种病理。

如果帕金森病特征是唯一的核心临床特征，并首次出现在严重痴呆阶段。

9. 症状的时间顺序

路易体痴呆的症状通常发生在类似帕金森病的运动症状之前或同时，帕金森病痴呆应该是在帕金森病的基础上发生的痴呆。在实际的环境中，应该使用最适合于临床的术语，有时可以使用总称如路易小体疾病，研究中区别路易体痴呆和帕金森病痴呆通常采用 “1 年原则”，即帕金森综合征 1 年内出现痴呆为路易体痴呆，1 年后出现痴呆为帕金森病痴呆，也有一些研究采用其他时间间隔，但这会使研究间的比较变得困难，在一些临床病理的研究或临床试验中，通常会纳入临床亚型，称为路易体病或 α 突触核蛋白病。本指南标准[1)]于 2017 年 9 月 19 日更新，以表明 DLB 协会对 DLB 临床诊断的建议[2)]

	4f. 非遗忘性多领域痴呆、非患者自控镇痛（not PCA）、原发性进行性失语症（PPA）、行为变异型额颞叶痴呆（bvFTD）或路易体痴呆（DLB）综合征	□ 1

这一类别的痴呆综合征是指通过神经心理学测验结果未显示典型记忆损害的痴呆类型，适用于除 4a ～ 4e 外所定义的综合征患者（如 PPA 综合征、PCA 综合征与 DLB 相关的精神运动迟缓、视觉空间认知和行为障碍，排除 bvFTD 导致的执行功能减退）[3)]。

5. 若受试者的认知或行为不正常，且不能作出痴呆的临床诊断，请在下面指出认知功能损害的类型

轻度认知功能损害（MCI）的临床诊断标准

- 受试者本人、共同参与者或临床医生是否认为受试者的认知功能与之前相比有变化？
- 是否在一个或多个认知领域有损害（记忆、语言、执行功能、注意力、视空间能力）？
- 在功能性活动方面，是否有足够的独立性（与原来的功能性活动相比没有改变或需要极少的帮助）？

问题 5a ～ 5d: 受试者确定为认知功能损害（问题 2）但未诊断为痴呆（问题 3），请根据以下图[4)]的指引回答问题 5a ～ 5d。首先根据您的临床评估或神经心理学记忆力测验[如 craft story 即时和延时回忆测验和（或）您所在的 ADC 使用的其他记忆力测验]，然后使用同样的临床评估和（或）心理测验方法，以确定其他认知领域是否也有损伤。

1）Mckeith I F, Boeve B F, Dickson D W, et al. 2017. Diagnosis and management of dementia with Lewy bodies: Fourth consensus report of the DLB Coensortium, Neurology, 89: 88-100.

2）中国微循环学会神经变性病专业委员会 . 2015. 路易体痴呆诊治中国专家共识 . 中华老年医学杂志，34(4)：339-344.

3）Ferman T J, Smith G E, Boeve B F, et al. 2006. Neuropsychological differentiation of dementia with Lewy bodies from normal aging and Alzheimer's disease. Clin Neuropsychol, 20(4):623-636.

4）Petersen R C, Morris J C. 2005. Mild cognitive impairment as a clinical entity and treatment target. Arch Neurol, 62(7): 1160-1163.

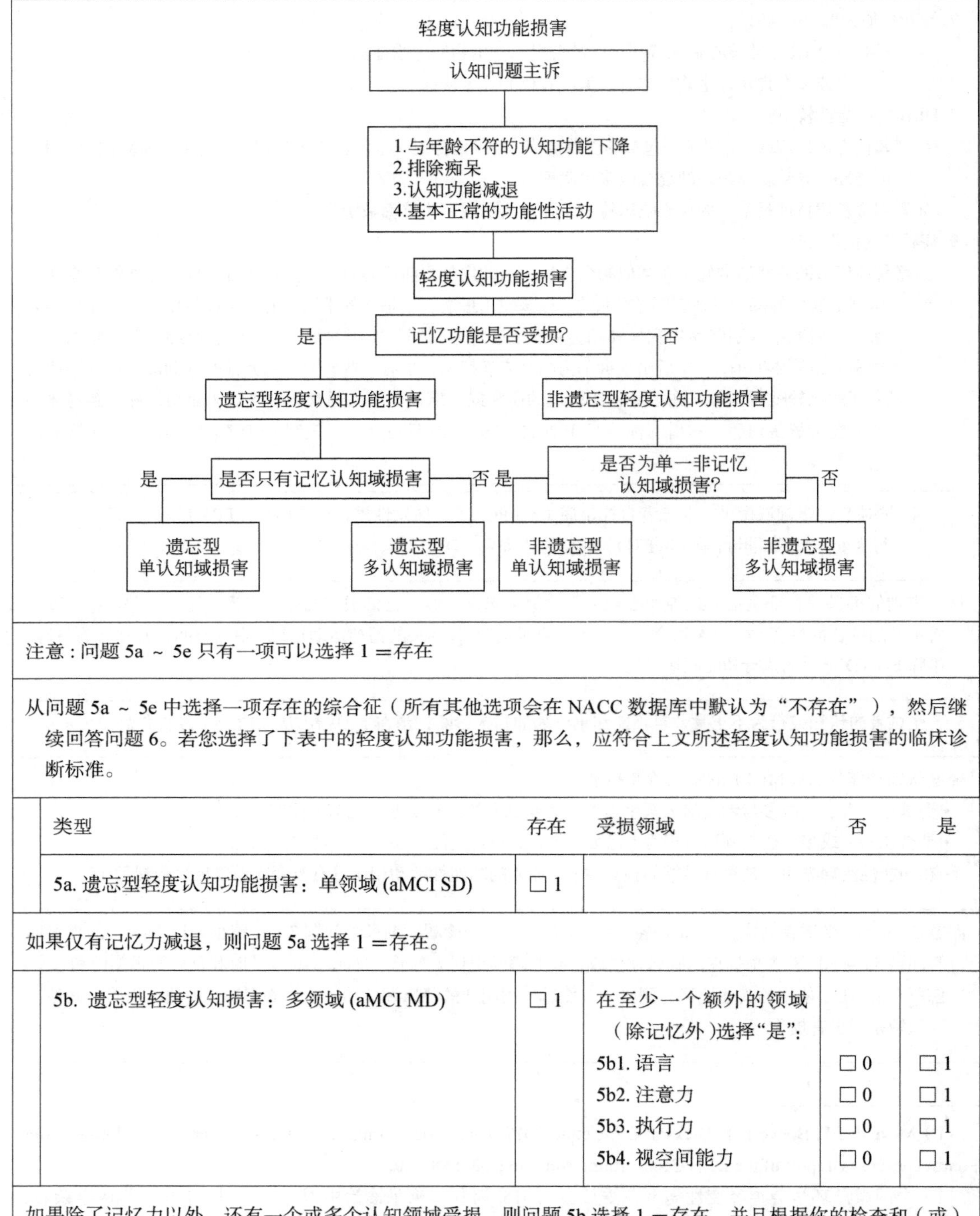

注意：问题 5a ~ 5e 只有一项可以选择 1 ＝存在

从问题 5a ~ 5e 中选择一项存在的综合征（所有其他选项会在 NACC 数据库中默认为“不存在”），然后继续回答问题 6。若您选择了下表中的轻度认知功能损害，那么，应符合上文所述轻度认知功能损害的临床诊断标准。

类型	存在	受损领域	否	是
5a. 遗忘型轻度认知功能损害：单领域 (aMCI SD)	□ 1			

如果仅有记忆力减退，则问题 5a 选择 1 ＝存在。

类型	存在	受损领域	否	是
5b. 遗忘型轻度认知损害：多领域 (aMCI MD)	□ 1	在至少一个额外的领域（除记忆外）选择“是”:		
		5b1. 语言	□ 0	□ 1
		5b2. 注意力	□ 0	□ 1
		5b3. 执行力	□ 0	□ 1
		5b4. 视空间能力	□ 0	□ 1

如果除了记忆力以外，还有一个或多个认知领域受损，则问题 5b 选择 1 ＝存在，并且根据你的检查和（或）神经心理学测验结果在问题 5b1 ~ 5b4 中选择出你判断受损的认知领域。在问题 5b1 ~ 5b4 中至少一项选择 1 ＝是，其他问题则选择 0 ＝否。

5c. 非遗忘型轻度认知功能损害：单领域 (naMCI SD)	□ 1	在至少一个额外的领域（除记忆外）选择“是”： 5c1. 语言 5c2. 注意力 5c3. 执行力 5c4. 视空间能力	 □ 0 □ 0 □ 0 □ 0	 □ 1 □ 1 □ 1 □ 1

如果记忆力未受损，仅有其他一项认知领域损害，则问题 5c 选择 1 ＝存在，并且根据你的检查和（或）神经心理学测验结果在问题 5c1 ～ 5c4 中选择出你判断受损的认知领域。其他问题则选择 0 ＝否。

5d. 非遗忘型轻度认知功能损害：多领域 (naMCI MD)	□ 1	在至少两个额外的领域（除记忆外）选择“是”： 5d1. 语言 5d2. 注意力 5d3. 执行力 5d4. 视空间能力	 □ 0 □ 0 □ 0 □ 0	 □ 1 □ 1 □ 1 □ 1

如果记忆力未受损，但出现多个其他认知领域损害，则问题 5d 选择 1 ＝存在，并且根据你的检查和（或）神经心理学测验结果在问题 5d1 ～ 5d4 中选择出你判断受损的认知领域。其他问题则选择 0 ＝否。

5e. 认知功能损害，而非轻度认知功能损害	□ 1	

如果判断受试者认知功能损害，但受试者的表现、测验结果、症状和临床评估与 MCI 不一致，且不允许上面问题 5a ～ 5d 选择 1 ＝存在，那么问题 5e 选择 1 ＝存在。

问题 6a ～ 6j：用所在中心的标准判断受试者对问题 6a ～ 6j 是否存在阳性生物标志物结果，对于一个特殊的实验，根据所在中心的标准，如果结果为阳性，则选择 1 ＝是。如果结果为阴性，则选择 0 ＝否。参照所在中心标准的界限（特别接近），如果结果在一个模糊的范围内，选择 0 ＝否。

若一个特定的生物标志物被重复检验（如脑脊液 tau 蛋白），且重复的检验相隔多于一个月，则报告最近一次检验结果（＋或－）。若同样的检验被多次重复（如在一个月内重复化验脑脊液 tau 蛋白），这些检验结果都是最近的可用结果，但这些结果是相互矛盾的，则选择 8 ＝未知 / 无法评估。

第二部分：生物标志物、影像学及基因学 / 遗传学

第二部分所有受试者必须完成

6. 参照所在中心标准说明神经退行性病变生物标志物检测情况。

生物标志物检测结果	否	是	未知 / 无法评估
6a. PET 显示异常升高的淀粉样蛋白沉积	□ 0	□ 1	□ 8
6b. 脑脊液（CSF）中异常低的淀粉样蛋白	□ 0	□ 1	□ 8

	6c. FDG-PET 显示阿尔茨海默病	□ 0	□ 1	□ 8
	6d. 海马萎缩	□ 0	□ 1	□ 8
	6e. 支持阿尔茨海默病诊断的 tau PET 结果	□ 0	□ 1	□ 8
	6f. 脑脊液中异常升高的 tau 蛋白或磷酸化 tau 蛋白	□ 0	□ 1	□ 8
	6g. 支持 FTLD 额叶或前颞叶代谢减退的 FDG-PET 结果	□ 0	□ 1	□ 8
	6h. 支持额颞叶变性诊断的 tau PET 结果	□ 0	□ 1	□ 8
	6i. 支持 FTLD 额叶或前颞叶萎缩的结构性核磁成像（structural MR）结果	□ 0	□ 1	□ 8
	6j. 支持路易体痴呆诊断的多巴胺转运体功能显像技术（DaTscan）结果	□ 0	□ 1	□ 8
	6k. 其他（具体说明）:______________	□ 0	□ 1	
如果受试者在本测试前一年内做过除 6a ~ 6j 以外的其他生物标志物检测，则在其他（具体说明）区域填写生物标志物检测内容，受试者根据所在中心的标准判断标志物结果是阳性（1 ＝是）或阴性（0 ＝否），如果结果在一个模糊的范围内，则选 0 ＝否。				
问题 7a ~ 7f：根据所在中心的标准确定受试者是否有问题 7a ~ 7f 相应的影像学依据[1]。参照所在中心标准，如果没有支持下面所列脑血管疾病（cerebrovascular disease，CVD）诊断的证据或证据不明确，则在相应的问题选择 0 ＝否。若重复多次影像学检查，这些检查结果都是最近的可用结果，但这些结果是相互矛盾的，则选择 8= 未知 / 无法评估。				
7. 是否有脑血管疾病（CVD）的影像学依据？				
	影像学结果	否	是	未知 / 无法评估
	7a. 大血管梗死	□ 0	□ 1	□ 8
	7b. 腔隙性梗死	□ 0	□ 1	□ 8
	7c. 大量脑出血	□ 0	□ 1	□ 8
	7d. 少量脑出血	□ 0	□ 1	□ 8
	7e. 中度白质高信号（CHS 评分 5 ~ 6）	□ 0	□ 1	□ 8

1）Wardlaw J M, et al. 2013. Neuroimaging standards for research into small vessel disease and its contribution to ageing and neurodegeneration.Lancet Neurol, 12:822-838.

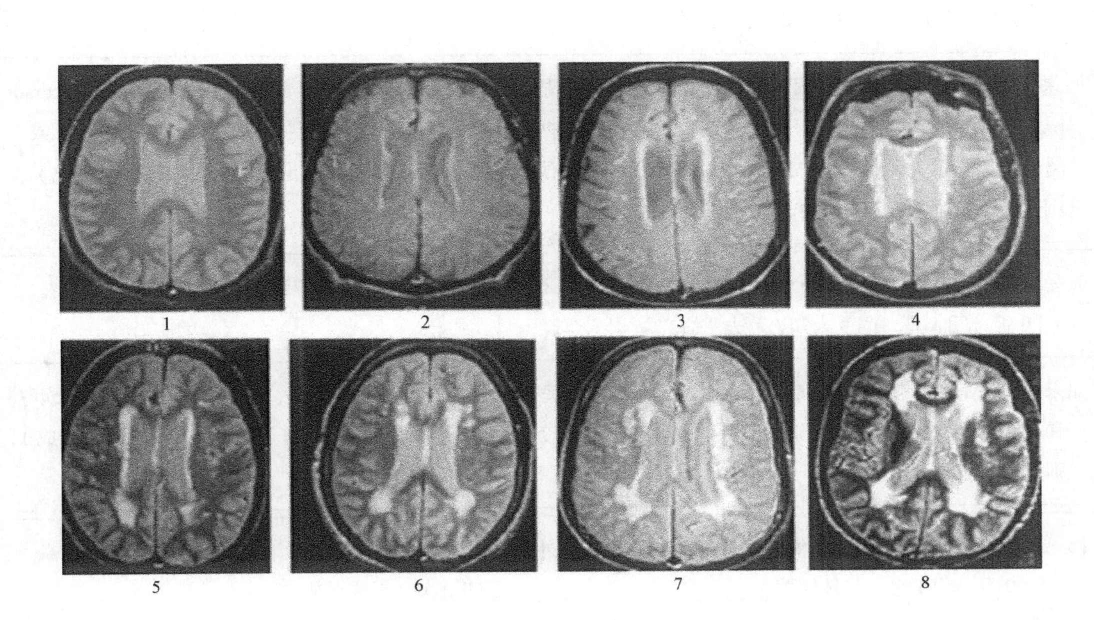

例如，神经放射学家通过扫描技术所呈现的单切片断层影像对脑白质病变程度进行评分。不连续的脑室周围边缘或者小的点状皮质下白质病变计 1 分；薄的、连续性脑室周围边缘或者少量斑片状皮质下白质病变计 2 分；较厚的、连续性脑室周围边缘伴有散在的皮质下白质斑片样病变计 3 分；较厚的、较粗大的脑室周围边缘伴轻度皮质下白质病变，可能有极少的脑室周围病变的融合计 4 分；轻度的围绕额角和枕角的脑室周围融合性病灶计 5 分；中度的围绕额角和枕角的脑室周围融合性病灶计 6 分；脑室周围融合性病灶伴有半卵圆中心区白质的中度累及计 7 分；脑室周围融合累及大部分半卵圆中心区白质计 8 分。无白质信号异常计 0 分，若病变程度较 8 分严重则评为 9 分。

如果受试者脑白质病变程度评分[1)]为 5 分或 6 分，则选择 1 ＝是。如果受试者评分为 0 分、1 分、2 分、3 分、4 分、7 分、8 分或 9 分，则选择 0 ＝否。

7f. 广泛的白质高信号（CHS 评分 7 ~ 8+）	□ 0	□ 1	□ 8

如果受试者脑白质病变程度评分[2)]为 7 分、8 分或 9 分，则选择 1 ＝是，如果受试者评分为 0 分、1 分、2 分、3 分、4 分、5 分或 6 分，则选择 0 ＝否。

1）Longstreth W T Jr, Manolio T A, Arnold A, et al. 1996. Clinical correlates of white matter fidings on cranial magnetic resonance imaging of 3301 elderly people. The Cardiovascular Health Study. Stroke, 27(8):1274-1282.

2）Longstreth W T Jr, Manolio T A, Arnold A, et al. 1996. Clinical correlates of white matter fidings on cranial magnetic resonance imaging of 3301 elderly people.The Cardiovascular Health Study. Stroke, 27(8):1274-1282.

8. 受试者是否有显性遗传性阿尔茨海默病突变（PSEN1、PSEN2、APP）？

□ 0 否 □ 1 是 □ 9 未知 / 无法评估

如果受试者有早老素1基因（PSEN1）、早老素2基因（PSEN2）或淀粉样前体蛋白（amyloid precursor protein,APP）基因突变的医疗记录或实验室检验证据，则选择1＝是。如果受试者医疗记录审查和（或）检验结果显示无*PSEN1*、*PSEN2*或*APP*基因突变，则选择0＝否。如果没有足够证据（如检验未完成），则选择9＝未知 / 无法评估。

9. 受试者是否有遗传性额颞叶变性突变（如GRN、VCP、TARBP、FUS、C9orf72、CHMP2B、MAPT）？

□ 0 否 □ 1 是 □ 9 未知 / 无法评估

如果受试者有额颞叶变性遗传的突变医疗记录或实验室检验证据，则选择1＝是。如果受试者医疗记录审查和（或）检验结果显示无已知的额颞叶变性遗传的突变，则选择0＝否。如果没有足够证据（如检验未完成），则选9＝未知 / 无法评估。

10. 受试者是否有除了阿尔茨海默病或额颞叶变性突变外的其他遗传突变？

□ 0 否 □ 1 是（具体说明）________________ □ 9 未知 / 无法评估

如果受试者有除阿尔茨海默病或额颞叶变性突变外的遗传突变的医疗记录或实验室检验证据，则选择1＝是，并在空格区域填写突变的简要说明。如果受试者所有非阿尔茨海默病和非额颞叶变性突变的医疗记录审查和（或）实验室检验结果为阴性，则选择0＝否。如果对其他非阿尔茨海默病和非额颞叶变性突变没有足够的证据（如检验未完成），则选择9＝未知 / 无法评估。

第三部分：病因诊断

所有受试者都必须填写第三部分。根据临床医生的最佳判断提示认知功能损害的推定病因诊断，并指出其是导致认知功能损害的主要的、有影响的还是无影响的原因。在“存在”一栏选择一个或一个以上的诊断；所有其他状况将在NACC数据库被默认为“不存在”。在选择“存在”的疾病中，只有一个诊断可选择1＝主要的。

对于认知功能正常的受试者：通过选择“1＝存在”栏指出存在的诊断，不用考虑该诊断是主要的、有影响的还是无影响的。生物标志物为阳性但无阿尔茨海默病、路易体痴呆或额颞叶变性临床症状的受试者不用选择“存在”栏的病因诊断。而第二部分的生物标志物检测结果可用于识别临床前期疾病的存在。

	病因诊断	存在	主要的	有影响的	无影响的
	11. 阿尔茨海默病	□ 1	11a □ 1	□ 2	□ 3

下列阿尔茨海默病痴呆的诊断标准摘自并浓缩自阿尔茨海默病痴呆2011年NIA-AA标准[1]。AD痴呆的诊断：

Ⅰ诊断很可能为阿尔茨海默病痴呆的临床核心标准

1. 符合痴呆标准，并具有以下特征：
2. 隐性起病。症状在数月至数年内渐进发展。
3. 经报告或临床观察有明确的认知功能恶化病史。
4. 病史和检查证实存在下列早期突出的认知功能损害之一。
   a. 遗忘症状：阿尔茨海默病痴呆最常见的表现
   b. 非遗忘症状：①语言障碍；②视空间障碍；③执行功能及行为障碍
5. 排除：具有以下情形不应诊断为疑似阿尔茨海默病痴呆。
   a. 存在时间上与认知功能损害加重相关的实质性脑血管病
   b. 除了痴呆本身外的路易体痴呆的核心特征
   c. 行为变异型额颞叶痴呆的突出特征
   d. 语义变异型原发性进行性失语症或非流利型/失语法型原发性进行性失语症的突出特征
   e. 同时存在其他可明显影响认知功能的证据，如神经系统疾病、非神经系统疾病并发症或对认知功能有明显影响的药物使用史

Ⅱ当患者符合以下两个标准中的任一标准时，诊断疑似为阿尔茨海默病痴呆

1. 非典型病程：符合阿尔茨海默病痴呆临床核心诊断标准1和标准4（上述），但是突然发病，或缺少充分病史或客观认知测验结果以明确认知功能呈进行性减退
2. 存在可引起痴呆的其他病因：符合阿尔茨海默病痴呆所有临床核心诊断标准1到标准4（上述），但存在以下情形
   a. 伴随性脑血管疾病
   b. 路易体痴呆的核心特征
   c. 存在其他可影响认知功能的神经系统疾病、非神经系统疾病或药物使用史

以下摘自2011 NIA–AA痴呆所致MCI的核心临床诊断标准[2]

阿尔茨海默病所致MCI的临床认知功能评价概要

建立临床和认知功能诊断标准

对认知功能减退的担忧，可来自于患者主诉、知情人或临床医生的观察

（即病史或观察证实认知功能随时间而下降）

有一个或多个方面认知域损害的客观证据，尤其在记忆力方面

（即通过正规或床头测验对多认知域测评）

基本具备独立的生活能力

无痴呆

1）McKhann G M, Knopman D S, Chertkow H, et al. 2011. The diagnosis of dementia due to Alzheimer's disease: recommendations from the National Institute on Aging-Alzheimer's Association workgroups on diagnostic guidelines for Alzheimer's disease. Alzheimers Dement, 7(3):263-269.

2）Albert M S, DeKosky S T, Dickson D, et al. 2011. The diagnosis of mild cognitive impairment due to Alzheimer's disease: recommendations from the National Institute on Aging-Alzheimer's Association workgroups on diagnostic guidelines for Alzheimer's disease. The Journal of the Alzheimer's Association, 7(3):270-279.

MCI 的病因检查结果与 AD 的病理生理进展过程相一致
若可能，排除血管、外伤、医源性原因导致认知功能减退的原因
若可行，请提供认知功能纵向减退的依据
若相关，报告与 AD 遗传因素一致的病史

缩略词：AD＝阿尔茨海默病；MCI＝轻度认知功能障碍

如果无阿尔茨海默病，则问题 11 和 11a 不做选择。
对于认知功能损害的受试者：如果有阿尔茨海默病，则选择 1＝存在，并明确是认知功能损害的 1＝主要的或 2＝有影响的原因。很可能阿尔茨海默病分为 1＝主要的或 2＝有影响的。相反，疑似为阿尔茨海默病（非典型或混合型）不选择 1＝主要的，唯一例外的是存在一个有阳性生物标志物支持的非典型的阿尔茨海默病，没有其他主要病因的临床或生物标志物的证据支持。
对于认知功能正常的受试者：如果受试者认知功能正常且有足够的阿尔茨海默病生物标志物和已知的基因突变依据，问题 11 和 11a 不做选择，第二部分生物标志物和基因数据用于确定临床前期疾病的存在。

	12. 路易体痴呆病	□ 1	12a □ 1	□ 2	□ 3

以下是诊断很可能和疑似为路易体 MCI 的临床标准，其中评估有无路易体痴呆病参考文献 McKeith 等（2017）[1] 和 Litvan 等（2013）[2]。有关帕金森病 (PD) 诊断标准的更多细节见问题 12b。
《路易体痴呆 (DLB) 前驱期临床诊断研究标准概要》[3] 中关于很可能和疑似为路易体 MCI(MCI-LB) 临床诊断的研究标准：
(1) MCI-LB 诊断的首要特征是存在如下几项 MCI 的定义：
  a. 患者、知情者或临床医生对认知功能减退的关注
  b. 有一个或多个认知领域受损的客观证据。认知功能损害可能包括任何领域，但更可能与注意力、执行功能和 / 或视觉信息处理缺陷有关
  c. 轻微或最低程度影响先前获得的独立功能，且不符合痴呆的诊断标准

1）McKeith I F, Boeve B F, Dickson D W, et al. 2017. Diagnosis and management of dementia with Lewy bodies: Fourth consensus report of the DLB Consortium, Neurology, 89: 88-100.

2）Litvan I, Bhatia K P, Burn D J, et al. 2003. Movement Disorders Society Scientific Issues Committee report: SIC Task Force appraisal of clinical diagnostic criteria for Parkinsonian disorders. Movement Disorders Society Scientific Issues Committee, 18(5):467-486.

3）McKeith I F, Ferman T J, Thomas A J, et al. 2020. Research criteria for the diagnosis of prodromal dementia with Lewy bodies. Neurology, 94: 1-13.

(2) 核心临床特征

a. 认知功能波动，伴注意力和警觉性改变

b. 复发性视幻觉

c. 快速动眼期睡眠行为障碍

d. 帕金森病的一个或多个自发的主要特征：运动迟缓（定义为运动缓慢和幅度或速度衰减）、休息性震颤或僵直

(3) 支持性临床特征

对抗精神病药物高度敏感；姿势保持反射障碍；反复出现跌倒；晕厥或其他短暂的、不明原因的意识丧失；非手术、感染或其他系统性疾病等引起的长期或复发性谵妄；自主神经功能紊乱，如便秘、体位性低血压、尿失禁；嗜睡；嗅觉减退；无肌张力缺失的快速动眼期睡眠；其他形态中的幻觉，包括通过性和存在性现象；系统性妄想，包括卡普格拉综合征；情感淡漠、焦虑和抑郁

(4) 建议的生物标志物

a.SPECT 或 PET 显示基底节区多巴胺转运体低摄取

b. 无肌张力障碍快速动眼期睡眠的多导睡眠图确诊

c. 间碘苄胍 (MIBG) 心肌显像低吸收

(5) 潜在的生物标志物

a. 定量脑电图 (EEG) 显示慢速和主频率变化

b. 结构成像显示内侧颞叶结构相对完整

c. MRI 显示岛叶变薄和灰质体积受损

d. 灌注 / 代谢扫描显示枕部低吸收

e. MCI 加上支持性临床特征或潜在的生物标志物不足以诊断 MCI-LB，但可能会引起对它的怀疑和及时的生物标志物研究，并增加现有 MCI-LB 诊断的权重

f. MCI-LB 不太可能出现在任何其他身体疾病或大脑疾病包括脑血管疾病的情况下，但足以说明部分或全部的临床症状，虽然以上情况下并不排除 MCI-LB 诊断，并可能提示混合或多种病理导致的临床表现

(6) 诊断很可能为 MCI-LB，如果

a. DLB 的两个或两个以上核心临床特征存在，无论是否存在生物标志物

b. 只有一个核心临床特征，但有一个或多个生物标志物；不应该仅根据生物标志物来诊断很可能为 MCI-LB

(7) 诊断疑似为 MCI-LB，如果

a. 只有一个 DLB 的核心临床特征，但没有建议的生物标志物

b. 有一个或多个建议的生物标志物，但没有核心临床特征

本临床标准于 2020 年 7 月更新，以表明 DLB 前驱期临床诊断研究组对 DLB 前驱期临床诊断的建议。

对于认知功能损害的受试者：如果有路易体病 (DLB 或帕金森病)，则选择 1= 存在，并明确它是否为导致认知功能损害的 1= 主要的或 2= 有影响的原因。如果无路易体病，则问题 12 和 12a 不做选择。

对于认知功能正常的受试者：如果受试者认知功能正常但临床诊断为帕金森病，选择 1= 存在且复选框 12a 留空。如果受试者认知功能正常且有足够的路易体病的生物标志物证据，则问题 12 和 12a 也不做选择。第二部分的生物标志物数据用于确定临床前疾病的存在。

	12b. □ 1 帕金森病

如果受试者有帕金森病，选择 1 ＝存在。

使用以下标准，摘自 SIC 帕金森病临床诊断标准的实用性评价 (Litvan et al.,2003)：《英国脑库帕金森病临床诊断标准》

	纳入标准	排除标准	支持标准
	运动迟缓（自主运动迟缓伴随重复动作速度和幅度的进行性减弱） 并且至少有以下一项： • 肌肉僵直 • 4 ~ 6Hz 静止性震颤 • 非由原发性视觉、前庭、小脑或本体感受功能障碍引起的步态不稳	多次脑卒中伴随帕金森病症状逐渐发展的既往史 多次脑损伤既往史 明确脑炎既往史 动眼危象 症状出现时进行抗精神病药物治疗 一个以上亲属受影响 长时间缓解 发病三年后，仍是严格的单侧受累 核上性凝视麻痹 小脑征 早期即有严重的自主神经受累 早期严重痴呆出现记忆、语言及行为障碍 巴宾斯基征 CT 扫描成像脑肿瘤或交通性脑积水 大剂量左旋多巴药物不良反应（吸收不良除外） 接触过 MPTP（四氢吡啶）	（明确的 PD 诊断需要如下三项及以上）： • 单侧发病 • 静止性震颤 • 进行性障碍 • 发病后多为持续性的、不对称性受累，首发侧较重 • 左旋多巴药效良好（70% ~ 100%） • 左旋多巴引起的严重舞蹈症 • 五年或更长的左旋多巴反应 • 病程十年以上
UK 英国＝英国（United Kingdom，UK）；PD ＝帕金森病；CT ＝计算机断层扫描。			

	13. 多系统萎缩	□ 1	13a □ 1	□ 2	□ 3
	参考文献 Gilman 等 (2008)[1] 的诊断标准确定有无多系统萎缩 (MSA)。 如果有多系统萎缩，则问题 13 选择 1 ＝存在，并明确它是否为导致认知功能损害的 1 ＝主要的、2 ＝有影响的或 3 ＝无影响的原因。如果无多系统萎缩，则问题 13 和 13a 不做选择。 如果受试者认知功能正常，但有足够的临床症状可诊断多系统萎缩，则问题 13 选择 1 ＝存在，问题 13a 不做选择。 如果无多系统萎缩，则问题 13 和 13a 所有复选框不做选择。				

	14. 额颞叶变性（FTLD） 14a. 进行性核上性麻痹（PSP）	□ 1	14a1 □ 1	□ 2	□ 3
使用以下的诊断标准来诊断进行性核上性麻痹（改编自 Bensimon et al., 2009）[2]。					

1）Gilman S,Wenning G K, Low P A, et al. 2008. Second consensus statement on the diagnosis of multiple system atrophy. Neurology, 71(9):670-676.doi:10.1212/01.wnl.0000324625.00404.15.

2）Bensimon G, Ludolph A, Agid Y, et al. 2009. Riluzole treatment, survival and diagnostic criteria in Parkinson plus disorders:the NNIPPS study. Brain, 132(Pt 1):156-171.doi:10.1093/brain/awn291.

纳入标准	排除标准
符合所有： • 发病年龄≥ 30 岁 • 少动 - 强直综合征 • 步态不稳或跌倒（发病三年内） • 核上性眼肌麻痹	符合任何一项： • 小脑共济失调 • 可以说明体征原因的其他神经系统疾病依据 • 反复发作的脑卒中病史伴随逐渐发展的帕金森病样症状 • 特发性帕金森病 • 动眼危象 • CT 扫描或 MRI 成像显示其他重要的神经系统疾病 • 皮质基底节变性症状 • 路易体痴呆病症状 • 症状性自主神经功能障碍 • 静止性震颤

对于认知功能损害和 / 或行为障碍的受试者：如果有进行性核上性麻痹，则选择 1 ＝存在，并明确它是否为导致认知功能损害的 1 ＝主要的、2 ＝有影响的或 3 ＝无影响的原因。

对于认知功能和行为正常的受试者：虽然受试者认知功能正常，但有足够的临床症状可诊断进行性核上性麻痹，则问题 14 选择 1 ＝存在，问题 14a1 不做选择。

如果无进行性核上性麻痹，则问题 14a 和 14a1 不做选择。

14b. 皮质基底节变性	□ 1	14b1 □ 1	□ 2	□ 3

参考文献 Armstrong 等 (2013)[1] 的诊断标准确定有无皮质基底节变性。

对于认知功能损害和（或）行为障碍的受试者：如果有皮质基底节变性，则选择 1 ＝存在，并明确它是否为导致认知功能损害的 1 ＝主要的、2 ＝有影响的或 3 ＝无影响的原因。

对于认知和行为正常的受试者：虽然受试者认知功能正常，但有足够的临床症状可诊断为皮质基底节变性，则选择 1 ＝存在，问题 14b1 不做选择。

如果无皮质基底节变性，则问题 14b 和 14b1 不做选择。

皮质基底节变性病理改变相关的临床表型（综合征）

综合征	**特征**
很可能为皮质基底节综合征	符合下列非对称性症状中的两项： a. 肢体僵硬或运动困难 b. 肢体肌张力障碍 c. 肢体肌阵挛 以及下列中的两项： d. 口或肢体失用 e. 皮质感觉缺失 f. 异己肢体现象（不只是单一的外来感）

1）Armstrong M J, Litvan I, et al. 2013. Criteria for the diagnosis of corticobasal degeneration. Neurology, 80: 496.

<table>
<tr><td></td><td>疑似为皮质基底节综合征</td><td colspan="4">符合下列可能对称或不对称的一项：
a. 肢体僵硬或运动困难
b. 肢体肌张力障碍
c. 肢体肌阵挛
以及下列中的一项：
d. 口或肢体失用
e. 皮质感觉缺失
f. 异己肢体现象（不只是单一的外来感）</td></tr>
</table>

<table>
<tr><td></td><td>14c. 额颞叶变性伴有运动神经元病</td><td>□ 1</td><td>14c1 □ 1</td><td>□ 2</td><td>□ 3</td></tr>
<tr><td></td><td colspan="5">参考改编自 El Escorial 研究的对肌萎缩侧索硬化诊断标准的修订 (Brooks et al., 2000)[1]

肌萎缩侧索硬化（amyotrophic lateral sclerosis, ALS）的诊断必要条件：</td></tr>
<tr><td></td><td>ALS 诊断的必要条件：
• 通过临床、电生理或神经病理检查确定有下运动神经元（lower motor neuron，LMN）损害的依据
• 临床检查有上运动神经元（upper motor neurons，UMN）损害的依据
• 根据既往史和检查结果及 B1、B2 表判定症状或体征由一个区域向其他区域渐进性扩展</td><td colspan="4">ALS 诊断要求不存在下列项目：
• 有能解释上运动神经元和（或）下运动神经元损害的其他疾病的电生理或病理依据
• 有能解释临床体征和电生理特点的其他疾病的神经影像学依据</td></tr>
<tr><td colspan="6">对于认知功能损害和（或）行为障碍的受试者：如果有额颞叶变性伴有运动神经元病，则选择 1 ＝存在，并明确它是否为导致认知功能损害的 1 ＝主要的，2 ＝有影响的或 3 ＝无影响的原因。
对于认知功能和行为正常的受试者：虽然受试者认知功能正常，但有足够的临床症状可诊断为额颞叶变性合并运动神经元病，则选择 1 ＝存在，问题 14c1 不做选择。

如果无额颞叶变性合并运动神经元病，则问题 14c1 不做选择。</td></tr>
</table>

<table>
<tr><td></td><td>14d. 额颞叶变性未特指型（FTLD-NOS）</td><td>□ 1</td><td>14d1 □ 1</td><td>□ 2</td><td>□ 3</td></tr>
<tr><td colspan="6">如果有未特别指定说明的额颞叶变性，则选择 1 ＝存在。如果有进行性核上性麻痹（PSP）、皮质基底节变性（CBD）或 FTLD 伴有运动神经元病，则不做选择。如果有 FTLD-NOS，明确它是否为导致认知功能损害的 1 ＝主要的、2 ＝有影响的或 3 ＝无影响的原因。

如果无 FTLD-NOS，则问题 14d 和 14d1 不做选择。</td></tr>
</table>

<table>
<tr><td></td><td>14e. 如果额颞叶变性（FTLD）（问题 14a ~ 14d）存在，具体说明 额颞叶变性类型：
□ 1 tau 蛋白变性
□ 2 TDP–43 蛋白变性
□ 3 其他（具体说明）：__________
□ 9 未知</td><td></td><td></td><td></td><td></td></tr>
</table>

1）Brooks B R, Miller R G, Swash M. 2000. El Escorial revisited:revised criteria for the diagnosis of amyotrophic lateral sclerosis.Amyotroph Lateral Scler Other Motor Neuron Disord, 1(5):293-299.

如果有临床症状外的具体依据（如遗传学）明确额颞叶变性类型，则选择 1 = tau 蛋白变性、2 = TDP–43 蛋白变性或 3 =其他（具体说明）。如果有除 tau 蛋白变性或 TDP–43 蛋白变性外的类型存在，则选择 3 =其他，并具体说明。如果无临床症状外的依据来明确额颞叶变性类型，则选择 9 =未知。

病因诊断	存在	主要的	有影响的	无影响的
15. 血管性脑损伤（根据临床判断和影像学依据） 若无明显的血管性脑损伤，跳转至问题 16。	□ 1	15a □ 1	□ 2	□ 3

如果临床或影像学检查证实有明显的血管性脑损伤，问题 15 选择 1 =存在。血管性脑损伤包括：

• 有症状性脑卒中的临床依据（如突然发生的局灶性神经功能缺损）

– 或 –

• 以下一项或多项神经影像学依据：

– 腔隙性梗死（大或小）

– 明显白质改变（心血管健康研究量表（cardiovascular health study scale, CHS）得分在 7 ~ 8+)

– 脑实质内出血

– 多个微出血灶

如果受试者没有症状性脑卒中的临床依据并且神经影像学检查不支持明显的血管性脑损伤，则跳转至问题 16。

对于认知功能损害的受试者：请明确血管性脑损伤是否为导致认知功能损害的 1 =主要的、2 =有影响的或 3 =无影响的原因。

如果受试者符合以下一项或多项，则选择 1 =主要的：

• 有症状性脑卒中（经神经影像学确认）和认知功能减退之间有时间关系；

• 认知区域腔隙性梗死的影像学依据；

• 腔隙性梗死（大脑的任何部位）和广泛融合性白质改变的影像学依据（WMH 7–8+ 级）及执行功能的减退。

如果有症状性脑卒中和认知功能减退之间时间关系的临床依据，但是无神经影像学支持，根据临床评估选择 1 =主要的或 2 =有影响的原因。

如果有明显的血管性脑损伤，但是与认知功能损害无明确的时间或解剖学关系，根据临床评估选择 2 =有影响的或 3 =无影响的原因。

如果渐进性认知功能减退的既往病史，发生在有症状性脑卒中之前且未出现广泛融合性脑白质改变（提示潜在的神经退行性病因），则根据临床评估选择 2 =有影响的或 3 =无影响的原因。

对于认知功能正常的受试者：如果受试者认知功能正常，但是有明显的血管性脑损伤依据，则问题 15 选择 1 =存在，问题 15a 不做选择。

问题 15b ~ 15d：

问题 15b、15c 和 15d 代表三种非相互排斥的可能情况，支持基于时间或解剖学关系的血管性脑损伤和认知功能损害的因果关系。

	15b. 是否曾有症状性脑卒中病史？ □ 0 否（跳转至问题 15c） □ 1 是				

如果受试者曾经有至少一次症状性脑卒中的临床依据，则选择 1 =是。如果受试者未出现过症状性脑卒中，则选择 0 =否。

	15b1. 脑卒中和认知功能减退之间是否有时间关系？ □ 0 否 □ 1 是				

时间关系从以下两个方面定义：①脑卒中发生时，即出现认知功能逐渐减退；②症状性脑卒中发生后的 3 ~ 6 个月内出现认知功能减退。两个条件满足任何一个（曾经出现过任何症状性脑卒中）则选择 1 ＝是。如果脑卒中发生后 6 个月内无认知功能减退情况，则选择 0 ＝否。

	15b2. 是否通过神经影像学确认脑卒中？ □ 0 否 □ 1 是 □ 9 未知；无可用的相关影像数据				

如果有局灶性神经功能缺损的病史，但神经影像学结果不支持其病因为脑卒中，则选择 0 ＝否。如果神经影像学检查结果支持脑卒中作为局灶性神经功能缺损病史的病因，则选择 1 ＝是（如果受试者曾出现多次症状性脑卒中，且至少一次经神经影像检查确诊的脑卒中，则选择 1 ＝是）。如果无相关的影像学检查结果，则选择 9 ＝未知。

	15c. 在认知区域是否有腔隙性梗死的影像学依据？ □ 0 否 □ 1 是 □ 9 未知； 无可用的相关影像数据				

如果存在有影像学依据的认知区域腔隙性梗死（如涉及前额叶皮质下循环、颞叶内侧间脑记忆系统、语言或视空间系统）则选择 1 ＝是。如果影像学检查结果没有明确显示认知区域有腔隙性梗死则选择 0 ＝否。

	15d. 是否有腔隙性梗死，广泛的白质高信号（CHS 7 ~ 8＋分）及执行功能障碍的影像学证据？ □ 0 否 □ 1 是 □ 9 未知； 无可用的相关影像数据				

如果受试者有腔隙性梗死（不一定在认知区域），广泛的脑白质高信号（CHS 7 ~ 8+分），以及执行功能障碍（缓慢进展性减退）的影像学检查依据，则选择 1 ＝是，如果有证据表明以上至少一种情况不存在，则选择 0 ＝否。

16. 特发性震颤	□ 1	16a □ 1	□ 2	□ 3

参考特发性震颤的诊断标准（Deuschl 等，1998）[1]。如果未出现特发性震颤，则问题 16 和 16a 不做选择。

对于认知功能损害的受试者：如果出现特发性震颤，则选择 1 ＝存在，并指出特发性震颤是否为导致认知功能损害的 1 ＝主要的、2 ＝有影响的或 3 ＝无影响的原因。

对于认知功能正常的受试者：如果受试者认知功能正常并伴有特发性震颤，则选择 1 ＝存在，但问题 16a 不做选择。

1）Deuschl G, Bain P, Brin M.Mov Disord. 1998. Consensus statement of the Movement Disorder Society on Tremor. Ad Hoc Scientifi Committee, 12 Suppl 3: 2-23.

17. 唐氏综合征	□ 1	17a □ 1	□ 2	□ 3
如果存在唐氏综合征，则选择 1 =存在，并且指出唐氏综合征是否为导致认知功能损害的 1 =主要的、2 =有影响的或 3 =无影响的原因。 如果没有唐氏综合征，则问题 17 和 17a 不做选择。如果受试者认知功能正常并伴有唐氏综合征，则问题 17 选择 1 =存在，但问题 17a 不做选择。				

18. 亨廷顿舞蹈病	□ 1	18a □ 1	□ 2	□ 3
如果出现亨廷顿舞蹈病，则问题 18 选择 1 =存在，并且指出亨廷顿舞蹈病是否为导致认知功能损害的 1 =主要的、2 =有影响的或 3 =无影响的原因。如果未出现亨廷顿舞蹈病，则问题 18 和 18a 不做选择。 如果受试者认知功能正常并伴有亨廷顿舞蹈病或有与亨廷顿舞蹈病相关的突变证据，则问题 18 选择 1 =存在，但问题 18a 不做选择。				

19. 朊病毒病（克 - 雅脑病（CJD），其他）	□ 1	19a □ 1	□ 2	□ 3
参考朊病毒病的诊断标准（Puoti 等，2012）[1]。如果未出现朊病毒病，则问题 19 和 19a 不做选择。 对于认知功能损害的受试者：如果出现朊病毒病，则选择 1 =存在，并指出朊病毒病是否为导致认知功能损害的 1 =主要的、2 =有影响的或 3 =无影响的原因。 对于认知功能正常的受试者：如果受试者认知功能正常并伴有朊病毒病，则问题 19 选择 1 =存在，但问题 19a 不做选择。				

20. 创伤性脑损伤	□ 1	20a □ 1	□ 2	□ 3
参考创伤性脑损伤的诊断标准（Menon 等，2010）[2]。 创伤性脑损伤被定义为由外力引起的脑功能异常或脑组织病变。 1. 脑功能异常定义为具备以下临床症状中的一项： a. 间断性意识丧失 b. 创伤前（逆行性遗忘）或创伤后（脑损伤后遗忘（PTA））的近期记忆能力的受损 c. 神经功能缺损 (肌力减弱、平衡缺失、视觉异常、运动障碍 / 瘫痪麻痹、感觉缺失、失语等) d. 创伤后发生精神状态改变 (精神错乱、定向力障碍、思维缓慢等) 2. 其他脑组织病变依据：可能包括可视的，神经影像学的，或者实验室认定的脑损伤等证据。 3. 由外力引起的事件可能包括以下几种情况： a. 头部被物体撞击 b. 头部撞击到物体 c. 头部在加速 / 减速运动，没有受到直接的外部创伤 d. 外界物体刺穿大脑 e. 爆炸等事故产生的伤害 f. 或尚未被明确的其他伤害				

1）Puoti G, Bizzi A, Forloni G, et al. 2012. Sporadic human prion diseases: molecular insights and diagnosis. Lancet Neurol, 11(7):618-628. doi:10.1016/S1474-4422(12)70063-7.

2）Menon D K, Schwab K,Wright D W, et al.2010.Position statement: defiition of traumatic brain injury.Arch Phys Med Rehabil, 91:1637-1640.

<table>
<tr><td colspan="5">对于认知功能损害的受试者：如果受试者出现一个或一个以上创伤性脑损伤的诊断，则问题 20 选择 1 =存在，并且在问题 20a 指出创伤性脑损伤是否为导致认知损害的 1 =主要的、2 =有影响的或 3 =无影响的原因。
对于认知功能正常的受试者：如果受试者认知功能正常但是有一个或多个创伤性脑损伤的诊断，则问题 20 选择 1 =存在，但问题 20a 不做选择。
如果受试者无创伤性脑损伤的既往史，则问题 20 和 20a 不做选择。</td></tr>
<tr><td>20b. 如果存在，受试者是否有与慢性创伤性脑病一致的症状？
☐ 0 否
☐ 1 是
☐ 9 未知</td><td></td><td></td><td></td><td></td></tr>
<tr><td colspan="5">关于慢性创伤性脑病临床症状的更多细节参见 McKee 等（2009）[1] 和 Stern 等（2013）[2] 的研究文献。
如果受试者有与慢性创伤性脑病一致的症状，则选择 1 =是。如果受试者未出现与慢性创伤性脑病一致的症状，则选择 0 =否。如果不能确定受试者是否有与慢性创伤性脑病一致的症状，则选择 9 =未知。</td></tr>
<tr><td>21. 正常压力脑积水</td><td>☐ 1</td><td>21a ☐ 1</td><td>☐ 2</td><td>☐ 3</td></tr>
<tr><td colspan="5">如果未出现正常压力脑积水，则问题 21 和 21a 不做选择。
如果出现正常压力脑积水 ，则选择 1 =存在，并且在问题 19a 中指出正常压力脑积水是否为导致认知功能损害的 1 =主要的、2 =有影响的或 3 =无影响的原因。如果受试者认知功能正常并伴有正常压力脑积水的其他非认知症状，则问题 21 选择 1 =存在，但问题 21a 不做选择。</td></tr>
<tr><td>22. 癫痫</td><td>☐ 1</td><td>22a ☐ 1</td><td>☐ 2</td><td>☐ 3</td></tr>
<tr><td colspan="5">关于癫痫发作的临床症状参见 Fisher 等（2014）[3] 研究文献。
如果未出现癫痫，则问题 22 和 22a 不做选择。如果出现癫痫，则选择 1 =存在，并且在问题 22a 中指出癫痫是否为导致认知功能损害的 1 =主要的、2 =有影响的或 3 =无影响的原因。如果受试者认知功能正常并伴有癫痫的其他非认知症状，则问题 22 选择 1 =存在，但问题 22a 不做选择。</td></tr>
<tr><td>23. 中枢神经系统（CNS）肿瘤
23b. ☐良性 ☐恶性</td><td>☐ 1</td><td>23a ☐ 1</td><td>☐ 2</td><td>☐ 3</td></tr>
<tr><td colspan="5">如果未出现中枢神经系统（central nervous system，CNS）肿瘤（良性或恶性），则问题 23、23a 和 23b 不做选择。如果出现中枢神经系统肿瘤，则选择 1 =存在，并且在问题 23a 中指出中枢神经系统肿瘤是否为导致认知功能损害的 1 =主要的、2 =有影响的或 3 =无影响的原因。 如果受试者认知功能正常并伴有中枢神经系统肿瘤，则问题 23 选择 1 =存在，但问题 23a 不做选择。</td></tr>
</table>

1）McKee A C, Cantu R C, Nowinski C J, et al. 2009. Chronic traumatic encephalopathy in athletes:progressive tauopathy after repetitive head injury. J Neuropathol Exp Neurol, 68(7):709-735.doi: 10.1097/NEN.0b013e3181a9d503.

2）Stern R A, Daneshvar D H, Baugh C M, et al. 2013. Clinical presentation of chronic traumatic encephalopathy. Neurology, 81(13):1122-1129.

3）Fisher R S, Acevedo C, Arzimanoglou A, et al. 2014. ILAE offiial report:a practical clinical defiition of epilepsy. Epilepsia, 55(4):475-482.doi:10.1111/epi.12550.

24. 艾滋病（HIV）	□ 1	24a □ 1	□ 2	□ 3

参考最近出版的关于艾滋病伴有认知功能损害的最新研究进展（Antinori 等，2007）[1]。
对于认知功能损害的受试者：如果出现艾滋病，则选择 1 ＝存在，并且在问题 24a 中指出艾滋病是否为导致认知功能损害的 1 ＝主要的、2 ＝有影响的或 3 ＝无影响的原因。
对于认知功能正常的受试者：如果受试者认知功能正常并伴有艾滋病，则问题 24 选择 1 ＝存在，但问题 24a 不做选择。
如果未出现艾滋病，则问题 24 和 24a 不做选择。

25. 是否存在上面未列出的其他神经系统疾病、遗传性疾病或感染性疾病导致的认知功能损害	□ 1	25a □ 1	□ 2	□ 3
25b. 如果存在，具体说明：____________________				

如果受试者存在上面未列出的其他神经系统疾病、遗传性疾病或感染性疾病导致的认知功能损害，则选择 1 ＝存在，并在具体说明栏里填写病因并指出这些病因是否为导致认知功能损害的 1 ＝主要的、2 ＝有影响的或 3 ＝无影响的原因。

所有受试者必须填写第三部分。根据临床医生的最佳判断指出认知功能损害的推定病因诊断，并指出其是否为导致已观察到损伤的主要的、有影响的还是无影响的原因。在“存在”一栏选择一个或一个以上诊断；所有其他诊断将在 NACC 数据库被默认为“不存在”。只可选择一个诊断为 1 ＝主要的。
对于认知功能正常的受试者：通过选择“1＝存在”标明存在的诊断，无论该诊断是主要的、有影响还是无影响的。有阳性的生物标志物但没有阿尔茨海默病、路易体痴呆病或额颞叶变性临床症状的受试者不用选择“存在”栏的诊断。而第二部分的生物标志物数据指标可用于识别潜伏期疾病的存在与否。

一般疾病	存在	主要的	有影响的	无影响的
26. 抑郁活跃期	□ 1	26a □ 1	□ 2	□ 3
26b. 如果存在，选择一项： □未治疗 □药物治疗或心理咨询				

关于抑郁症的诊断请查阅《精神疾病诊断与统计手册》。如果不存在抑郁，则问题 26 和 26a 不做选择。如果存在抑郁（不管是否已被药物或者心理咨询成功治愈），则选择 1 ＝存在，并且在问题 26a 中指出抑郁是否为导致认知功能损害的 1＝主要的、2＝有影响的或 3＝无影响的原因。如果受试者认知功能正常并伴有抑郁，则问题 26 选择 1 ＝存在，但问题 26a 不做选择。

问题 27 ～ 31：关于问题 27 ～ 31 中列出的精神疾病的诊断，请查阅《精神疾病诊断与统计手册》。如果未出现精神障碍，则跳过所有关于精神障碍的问题。如果出现精神障碍（不管是否已被药物或者心理咨询成功治愈），则选择 1 ＝存在，并且指出此症状是否为导致认知功能损害的 1 ＝主要的、2 ＝有影响的或 3 ＝无影响的原因。如果受试者认知功能正常并伴有精神障碍，则选择 1 ＝存在，但后面“主要的、有影响的、无影响的”不做选择。

1）Antinori A, Arendt G, Becker JT, et al. 2007. Updated research nosology for HIV–associated neurocognitive disorders.Neurology, 69(18):1789-1799.

	27. 双相情感障碍	□ 1	27a □ 1	□ 2	□ 3
	28. 精神分裂症或其他精神疾病	□ 1	28a □ 1	□ 2	□ 3
	29. 焦虑症	□ 1	29a □ 1	□ 2	□ 3
	30. 谵妄	□ 1	30a □ 1	□ 2	□ 3
	31. 创伤后应激障碍（PTSD）	□ 1	31a □ 1	□ 2	□ 3
	32. 其他精神疾病	□ 1	32a □ 1	□ 2	□ 3
	32b. 如果有，具体说明：______________				

如果受试者的认知功能损害是由于除了问题 26 ～ 31 所列的精神疾病外的其他精神疾病所导致的，则问题 32 选择 1 ＝存在，并在具体说明栏里填写病因，并且指出这些病因是否为导致认知功能损害的 1 ＝主要的、2 ＝有影响的或 3 ＝无影响的原因。

问题 33 ～ 36：关于问题 33 ～ 36 所列的精神疾病的诊断，请查阅《精神疾病诊断与统计手册》。如果未出现精神障碍，则跳过所有关于精神障碍的问题。如果出现精神障碍（不管是否已被药物或者心理咨询成功治愈），则选择 1 ＝存在，并且指出此症状是否为导致认知功能损害的 1 ＝主要的、2 ＝有影响的或 3 ＝无影响的原因。如果受试者认知功能正常并伴有精神障碍，则选择 1 ＝存在，但选项“主要的、有影响的、无影响的”不做选择。

	33. 因酒精滥用导致的认知功能损害	□ 1	33a □ 1	□ 2	□ 3
	33b. 目前是否有酒精滥用 □否 □是 □未知				
	34. 由于滥用其他物质导致的认知功能损害	□ 1	34a □ 1	□ 2	□ 3
	35. 由于系统性疾病 / 其他非精神疾病导致的认知功能损害（如表 D2 所示）	□ 1	35a □ 1	□ 2	□ 3
	36. 由于药物治疗导致的认知功能损害	□ 1	36a □ 1	□ 2	□ 3

问题 37 ～ 39：如果受试者的认知功能损害是由于除问题 11 ～ 36 所描述的精神症状外的其他精神症状所导致的认知功能损害，则选择 1 ＝存在，并在“具体说明”栏里填写病因并指出这些病因是否为导致认知损害的 1 ＝主要的、2 ＝有影响的或 3 ＝无影响的原因。

37. 未特指型的认知功能损害	□ 1	37a □ 1	□ 2	□ 3
37b. 如果有，具体说明：______________				
38. 未特指型的认知功能损害	□ 1	38a □ 1	□ 2	□ 3
38b. 如果有，具体说明：______________				
39. 未特指型的认知功能损害	□ 1	39a □ 1	□ 2	□ 3
39b. 如果有，具体说明：______________				

二、临床诊断表

ADC 名称：______________ 受试者 ID：______________ 填表日期：______________

访视序号：______________ 检查者姓名首字母：______________________

说明：本表由临床医生填写。补充说明及举例见本节临床诊断操作指南。每个问题仅限一个选项。

此表格可以分为三个主要的部分：

第一部分　认知和行为状态：正常认知 / 轻度认知障碍 / 痴呆或痴呆综合征。

第二部分　生物标志物、影像学和基因学 / 遗传学：神经成像及脑脊液生物学标志物、脑血管疾病影像学依据、已知的阿尔茨海默病及额颞叶变性基因突变。

第三部分　病因诊断：认知功能损害推定病因诊断。

1. 诊断方式：以何种方式确诊？

□ 1 一位临床医生 □ 2 达成共识的正式小组 □ 3 其他（两位或两位以上的临床医生或其他非正式小组）

第一部分：认知和行为状态

2. 受试者是否认知功能正常［CDR = 0，和（或）正常范围内的神经心理学测验结果］及行为举止正常（如受试者没有可以确诊为额颞叶变性或路易体痴呆导致的轻度认知功能损害或痴呆的行为）？

□ 0 否（继续进行问题 3）

□ 1 是（跳转至问题 6）

全病因痴呆

受试者的认知功能或行为（神经精神方面）符合下列标准：

- 工作或日常生活能力同之前相比受到影响
- 功能水平同以前相比有衰退
- 不能用谵妄或其他的神经疾病解释
- 包括通过病史采集及客观的认知评估（床旁测验或神经心理学测验），发现并确诊的认知功能损害

以及下列一个*或更多个领域的损伤：

- 获得或记忆新信息的能力受损
- 对复杂任务的推理和处理能力的障碍、判断力差
- 视空间能力受损
- 言语功能受损
- 人格、行为举止改变

* 在单域认知损害的情况下［如原发性进行性失语症（PPA）中的语言、行为变异型额颞叶痴呆 (bvFTD) 中的行为、后皮质萎缩］，受试者必须不符合轻度认知功能损害（MCI）的标准。

3. 受试者是否符合痴呆的诊断标准？

□ 0 否（跳转至问题 5）

□ 1 是（继续跳转至问题 4）

<table>
<tr><td colspan="3">4. 如果受试者符合痴呆的诊断标准，回答问题 4a ~ 4f，然后跳转至问题 6</td></tr>
<tr><td colspan="3">完全依据病史和检查（包括神经心理学测验），判定认知 / 行为综合征是什么？选择出存在的症状，其他选择在 NACC 数据库中默认为不存在。</td></tr>
<tr><td></td><td>痴呆综合征</td><td>存在</td></tr>
<tr><td></td><td>4a. 遗忘型多领域痴呆综合征</td><td>□ 1</td></tr>
<tr><td></td><td>4b. 后皮质萎缩综合征（或主要表现在视觉上）</td><td>□ 1</td></tr>
<tr><td></td><td>4c. 原发性进行性失语（PPA）综合征</td><td>□ 1</td></tr>
<tr><td></td><td>4c1. □ 1 符合语义型原发性进行性失语诊断标准
□ 2 符合逻辑型原发性进行性失语诊断标准
□ 3 符合非流利型 / 失语法型原发性进行性失语诊断标准
□ 4 其他 / 未明确类型的原发性进行性失语</td><td></td></tr>
<tr><td></td><td>4d. 行为变异型额颞叶痴呆（bvFTD）综合征</td><td>□ 1</td></tr>
<tr><td></td><td>4e. 路易体痴呆综合征</td><td>□ 1</td></tr>
<tr><td></td><td>4f. 非遗忘性多领域痴呆综合征，非患者自控镇痛、原发性进行性失语症、行为变异型额颞叶痴呆或路易体痴呆综合征</td><td>□ 1</td></tr>
<tr><td colspan="3">5. 若受试者的认知或行为不正常，且不能作出痴呆的临床诊断，请在下面指出认知功能损害的类型</td></tr>
<tr><td colspan="3">轻度认知功能损害的临床诊断标准
· 受试者本人、共同参与者或临床医生是否认为受试者的认知功能与之前相比有变化？
· 是否在一个或多个认知领域有损害 (记忆、语言、执行功能、注意力、视空间能力)?
· 在功能性活动方面，是否有足够的独立性 (与原来的功能性活动相比没有改变或需要极少的帮助)?</td></tr>
<tr><td colspan="3">从问题 5a ~ 5e 中选择一项存在的综合征（所有其他选项会在 NACC 数据库中默认为“不存在”），然后继续回答问题 6。若您选择了下表中的轻度认知功能损害，那么，应符合上文所述轻度认知功能损害临床诊断标准。</td></tr>
</table>

	类型	存在	受损领域	否	是
	5a. 遗忘型轻度认知功能损害：单领域 (aMCI SD)	□ 1			
	5b. 遗忘型轻度认知功能损害：多领域 (aMCI MD)	□ 1	在至少一个额外的领域（除记忆外）选择“是”：		
			5b1. 语言	□ 0	□ 1
			5b2. 注意力	□ 0	□ 1
			5b3. 执行力	□ 0	□ 1
			5b4. 视空间能力	□ 0	□ 1

类型	存在	受影响的认知领域	否	是
5c. 非遗忘型轻度认知功能损害：单领域 (naMCI SD)	□ 1	在至少一个额外的领域（除记忆外）选择“是”：		
		5c1. 语言	□ 0	□ 1
		5c2. 注意力	□ 0	□ 1
		5c3. 执行力	□ 0	□ 1
		5c4. 视空间能力	□ 0	□ 1
5d. 非遗忘型轻度认知功能损害：多领域 (naMCI MD)	□ 1	在至少两个额外的领域（除记忆外）选择“是”：		
		5d1. 语言	□ 0	□ 1
		5d2. 注意力	□ 0	□ 1
		5d3. 执行力	□ 0	□ 1
		5d4. 视空间能力	□ 0	□ 1
5e. 认知功能损害，而不是轻度认知功能损害	□ 1			

第二部分：生物标志物、影像学及基因学遗传学

第二部分所有受试者必须完成

6. 参照所在中心标准说明神经退行性病变生物标志物检测情况。

生物标志物检测结果	否	是	未知 / 无法评估
6a. PET 显示异常升高的淀粉样蛋白沉积	□ 0	□ 1	□ 8
6b. 脑脊液中异常低的淀粉样蛋白	□ 0	□ 1	□ 8
6c. FDG-PET 显示阿尔茨海默病	□ 0	□ 1	□ 8
6d. 海马萎缩	□ 0	□ 1	□ 8
6e. 支持阿尔茨海默病诊断的 tau PET 结果	□ 0	□ 1	□ 8
6f. 脑脊液中异常升高的 tau 蛋白或磷酸化 tau 蛋白	□ 0	□ 1	□ 8
6g. 支持 FTLD 额叶或前颞叶代谢减退的 FDG-PET 结果	□ 0	□ 1	□ 8
6h. 支持额颞叶变性诊断的 tau PET 结果	□ 0	□ 1	□ 8
6i. 支持 FTLD 额叶或前颞叶萎缩的结构性磁共振成像结果	□ 0	□ 1	□ 8
6j. 支持路易体痴呆诊断的多巴胺转运体功能显像技术结果	□ 0	□ 1	□ 8
6k. 其他（具体说明）:________________	□ 0	□ 1	

7. 是否有脑血管性疾病的影像学依据？			
影像学结果	否	是	未知 / 无法评估
7a. 大血管梗死	□ 0	□ 1	□ 8
7b. 腔隙性梗死	□ 0	□ 1	□ 8
7c. 大量脑出血	□ 0	□ 1	□ 8
7d. 少量脑出血	□ 0	□ 1	□ 8
7e. 中度白质高信号（CHS 评分 5 ～ 6）	□ 0	□ 1	□ 8
7f. 广泛的白质高信号（CHS 评分 7 ～ 8＋）	□ 0	□ 1	□ 8

8. 受试者是否有显性遗传性阿尔茨海默病突变（PSEN1、PSEN2、APP）？
□ 0 否　□ 1 是　□ 9 未知 / 无法评估

9. 受试者是否有遗传性额颞叶变性突变（如 GRN、VCP、TARBP、FUS、C9orf72、CHMP2B、MAPT）？
□ 0 否　□ 1 是　□ 9 未知 / 无法评估

10. 受试者是否有除了阿尔茨海默病或额颞叶变性突变一处的其他遗传突变？
□ 0 否　□ 1 是（具体说明）：________　□ 9 未知 / 无法评估

第三部分：病因诊断

所有受试者都必须填写第三部分。根据临床医生的最佳判断提示认知功能损害的推定病因诊断，并指出其是导致认知功能损害的主要的、有影响的还是无影响的原因。在“存在”一栏选择一个或一个以上的诊断；所有其他状况将在 NACC 数据库被默认为“不存在”。在选择“存在”的疾病中，只有一个诊断可选择 1 ＝主要的。

对于认知功能正常的受试者：通过选择“1 ＝存在”栏指出存在的诊断，不用考虑该诊断是主要的、有影响的还是无影响的。生物标志物为阳性但无阿尔茨海默病、路易体痴呆或额颞叶变性临床症状的受试者不用选择“存在”栏的病因诊断。而第二部分的生物学标志物检测结果可用于识别临床前期疾病的存在。

病因诊断	存在	主要的	有影响的	无影响的
11. 阿尔茨海默病	□ 1	11a □ 1	□ 2	□ 3
12. 路易体病	□ 1	12a □ 1	□ 2	□ 3
12b. □ 1 帕金森病				
13. 多系统萎缩	□ 1	13a □ 1	□ 2	□ 3
14. 额颞叶变性	□ 1		□ 2	□ 3
14a. 进行性核上性麻痹	□ 1	14a1 □ 1	□ 2	□ 3
14b. 皮质基底节变性	□ 1	14b1 □ 1	□ 2	□ 3
14c. 额颞叶变性伴有运动神经元病	□ 1	14c1 □ 1	□ 2	□ 3
14d. FTLD NOS	□ 1	14d1 □ 1	□ 2	□ 3
14e. 如果 FTLD（问题 14a ～ 14d）存在，具体说明 FTLD 类型： □ 1 tau 蛋白变性 □ 2 TDP-43 蛋白变性 □ 3 其他（具体说明）：________ □ 9 未知				

第三部分：病因诊断（续）					
病因诊断		存在	主要的	有影响的	无影响的
15. 血管性脑损伤（根据临床判断和影像学依据） 若无明显的血管性脑损伤，跳转至问题 16。		□ 1	15a □ 1	□ 2	□ 3
	15b. 是否曾有症状性脑卒中病史？ □ 0 否（跳转至问题 15c） □ 1 是				
	15b1. 脑卒中和认知功能减退之间是否有时间关系？ □ 0 否 □ 1 是				
	15b2. 是否通过神经影像学确认脑卒中？ □ 0 否 □ 1 是 □ 9 未知；无可用的相关影像数据				
	15c. 在认知区域是否有腔隙性梗死的影像学依据？ □ 0 否 □ 1 是 □ 9 未知；无可用的相关影像数据				
	15d. 是否有腔隙性梗死，广泛的白质高信号（CHS 7 ~ 8 +） 及执行功能障碍的影像学证据？ □ 0 否 □ 1 是 □ 9 未知；无可获得的相关影像数据				
16. 特发性震颤		□ 1	16a □ 1	□ 2	□ 3
17. 唐氏综合征		□ 1	17a □ 1	□ 2	□ 3
18. 亨廷顿舞蹈病		□ 1	18a □ 1	□ 2	□ 3
19. 朊病毒病（克 - 雅脑病，其他）		□ 1	19a □ 1	□ 2	□ 3
20. 创伤性脑损伤		□ 1	20a □ 1	□ 2	□ 3
	20b. 如果存在，受试者是否有与慢性创伤性脑病一致的症状？ □否　□是　□未知				
21. 正常压力脑积水		□ 1	21a □ 1	□ 2	□ 3
22. 癫痫		□ 1	22a □ 1	□ 2	□ 3
23. 中枢神经系统肿瘤		□ 1	23a □ 1	□ 2	□ 3
	23b. □良性　□恶性				

24. 艾滋病	□ 1	24a □ 1	□ 2	□ 3
25. 是否存在上面未列出的其他神经系统疾病、遗传性疾病或感染性疾病导致的认知功能损害	□ 1	25a □ 1	□ 2	□ 3
25b. 如果存在，具体说明：________________				

所有受试者必须填写第三部分。根据临床医生的最佳判断指出假定的认知功能损害病因，并指出其是导致已观察到损伤的主要的、有影响的还是无影响的原因。在“存在”一栏选择一个或一个以上诊断；所有其他诊断将在 NACC 数据库被默认为“不存在”。只可勾选一个诊断为 1 ＝主要的。

对于认知功能正常的受试者：通过勾选“1 ＝存在”标明存在的诊断，无论该诊断是主要的、有影响还是无影响的。有阳性的生物学指标但没有阿尔茨海默病、路易体病或额颞叶变性临床症状的受试者不用勾选“存在”栏的诊断。而第二部分的生物学标志物数据指标可用于辨别潜伏期疾病的存在与否。

一般疾病	存在	主要的	有影响的	无影响的
26. 抑郁活跃期	□ 1	26a □ 1	□ 2	□ 3
26b. 如果存在，选择一项： □未治疗 □药物治疗或心理咨询				
27. 双相情感障碍	□ 1	27a □ 1	□ 2	□ 3
28. 精神分裂症或其他精神疾病	□ 1	28a □ 1	□ 2	□ 3
29. 焦虑症	□ 1	29a □ 1	□ 2	□ 3
30. 谵妄	□ 1	30a □ 1	□ 2	□ 3
31. 创伤后应激障碍	□ 1	31a □ 1	□ 2	□ 3
32. 其他精神疾病	□ 1	32a □ 1	□ 2	□ 3
32b. 如果有，具体说明：________________				
33. 因酒精滥用导致的认知功能损害	□ 1	33a □ 1	□ 2	□ 3
33b. 目前是否有酒精滥用 □否　□是　□未知				
34. 由于滥用其他物质导致的认知功能损害	□ 1	34a □ 1	□ 2	□ 3
35. 由于系统性疾病 / 精神疾病导致的认知功能损害（如表格 D2 所示）	□ 1	35a □ 1	□ 2	□ 3
36. 由于药物治疗导致的认知功能损害	□ 1	36a □ 1	□ 2	□ 3
37. 未特指型的认知功能损害	□ 1	37a □ 1	□ 2	□ 3
37b. 如果有，具体说明：________________				
38. 未特指型的认知功能损害	□ 1	38a □ 1	□ 2	□ 3
38b. 如果有，具体说明：________________				
39. 未特指型的认知功能损害	□ 1	39a □ 1	□ 2	□ 3
39b. 如果有，具体说明：________________				

第二节　临床医生评估医疗情况

本节介绍了 UDS 3.0 版操作指南表 D2（clinician-assessed medical conditrons）的内容，包括受试者的既往疾病信息及此次新诊断的疾病及医疗信息。

一、临床医生评估医疗情况：操作指南

回答"否"：临床医生有充分证据证明受试者无以下状况时，例 1，如果受试者目前未服用降压药，未报告患有高血压，且在 UDS 访视中没有高血压记录，则在血压一项中选择 0 ＝否。例 2，如果受试者和 / 或共同参与者叙述患有高胆固醇血症且未服用降胆固醇药物，但受试者胆固醇水平最近检查显示正常，临床医生可在胆固醇一项中选择 0 ＝否。

回答"是"：临床医生认为有充分证据可以断定受试者目前存在这种疾病的评估条件（即使已经成功治愈），或者受试者这种疾病在最近一年内发作过。对于某些疾病，根据临床医生的最佳判断和受试者与共同参与者的报告可以确定一个最具诊断意义的疾病。

回答"无法评估"：如果评估疾病的信息仅来自于受试者或者共同参与者的回答，但是临床医生认为这些信息不足以评估目前的疾病状况，此时则选择 8 ＝无法评估或 9 ＝无法评估 / 未知。

"活跃期"疾病的定义：若无特殊说明，"活跃期"意味着本次访问时（如最近两周内）受试者存在该疾病或正在针对这一疾病进行治疗。

医疗情况

应依据所有可用信息回答以下的问题，包括此次访问期间取得的新诊断、以前的医疗记录、治疗过程、实验室检查和临床检查。

1. 原发性或转移性癌症（不包括非黑色素瘤皮肤癌）
   - □ 0 否（跳转至问题 2）
   - □ 1 是，原发性 / 非转移性
   - □ 2 是，转移性
   - □ 8 无法评估（跳转至问题 2）

   1a. 如果回答是，指明原发部位 __________________

如果临床医生有足够的证据表明最近 12 个月内患有新发的 / 活跃期的恶性肿瘤，则选择 1 ＝是，原发性 / 非转移性或 2 ＝是，转移性，并在问题 1a 中指明原发部位。如果未明确是否为转移性肿瘤，选择 1 ＝是，原发性 / 非转移性，如果在访问期间发现其为转移性，在以后的 UDS 中修改为 2 ＝是，转移性。

若存在下列任何疾病（即使已成功治愈），请选择"是"。

2. 糖尿病
   - □ 0 否
   - □ 1 是，1 型
   - □ 2 是，2 型
   - □ 3 是，其他类型（尿崩症、隐匿性自身免疫糖尿病 /1.5 型、妊娠糖尿病）
   - □ 9 无法评估 / 未知

如果临床医生有充分的证据表明受试者患有“活跃期”糖尿病，即使已治愈。选择 1 = 是，1 型；2 = 是，2 型；或 3 = 是，其他类型。按本表开头的说明，确定选择 0 = 否或 9 = 无法评估 / 未知。			
	否	是	无法评估
3. 心肌梗死	□ 0	□ 1	□ 8
如果临床医生有足够的证据表明在过去 12 个月内受试者患有“活跃期”心肌梗死，选择 1 = 是；按本表开头的说明，确定选择 0 = 否或 8 = 无法评估。			
4. 充血性心力衰竭	□ 0	□ 1	□ 8
如果临床医生有足够的证据表明受试者患有“活跃期”充血性心力衰竭，选择 1 = 是；按本表开头的说明，确定选择 0 = 否或 8 = 无法评估。			
5. 心房颤动	□ 0	□ 1	□ 8
如果临床医生有足够的证据表明受试者患有“活跃期”心房颤动，即使已成功治愈，也选择 1 = 是；按本表开头的说明，确定选择 0 = 否或 8 = 无法评估。			
6. 高血压	□ 0	□ 1	□ 8
如果临床医生有足够的证据表明受试者患有“活跃期”高血压，即使已成功治愈，也选择 1 = 是；按本表开头的说明，确定选择 0 = 否或 8 = 无法评估。			
7. 心绞痛	□ 0	□ 1	□ 8
如果临床医生有足够的证据表明受试者患有“活跃期”心绞痛，即使已成功治愈，也选择 1 = 是；按本表开头的说明，确定选择 0 = 否或 8 = 无法评估。			
8. 高胆固醇血症	□ 0	□ 1	□ 8
如果临床医生有足够的证据表明受试者患有“活跃期”高胆固醇血症，即使已成功治愈，也选择 1 = 是；按本表开头的说明，确定选择 0 = 否或 8 = 无法评估。			
9. 维生素 B_{12} 缺乏症	□ 0	□ 1	□ 8
如果临床医生有足够的证据表明受试者患有“活跃期”维生素 B_{12} 缺乏症，即使成功治愈，也选择 1 = 是；按本表开头的说明，确定选择 0 = 否或 8 = 无法评估。			
10. 甲状腺疾病	□ 0	□ 1	□ 8
如果临床医生有足够的证据表明受试者有“活跃期”甲状腺疾病，即使已成功治愈，也选择 1 = 是；按本表开头的说明，确定选择 0 = 否或 8 = 无法评估。			

若存在下列任何疾病（即使已成功治愈），请选择“是”。			
	否	是	无法评估
11. 如果无法评估是否有关节炎，跳转至问题 12	□ 0	□ 1	□ 8
如果临床医生有足够的证据表明受试者患有“活跃期”关节炎，即使已成功治愈，也选择 1 = 是；按本表开头的说明，确定选择 0 = 否或 8 = 无法评估。			
11a. 如果选择是，关节炎的类型为 □ 1 类风湿 □ 2 骨关节炎 □ 3 其他（具体说明）________ □ 9 未知			
如果受试者同时患有类风湿和骨关节炎，选择 1 = 类风湿。按本表开头的说明，确定选择 0 = 否或 8 = 无法评估。			
11b. 如果选择是，详细检查关节炎的发作部位 11b1. □ 1 上肢 11b2. □ 1 下肢 11b3. □ 1 脊柱 11b4. □ 1 未知			
指明受关节炎影响的所有部位。			
12. 尿失禁	□ 0	□ 1	□ 8
如果临床医生有足够的证据表明受试者出现“活跃期”尿失禁，即使已成功治愈，也选择 1 = 是；按本表开头的说明，确定选择 0 = 否或 8 = 无法评估。			
13. 大便失禁	□ 0	□ 1	□ 8
如果临床医生有足够的证据表明受试者出现“活跃期”大便失禁，即使已成功治愈，也选择 1 = 是；按本表开头的说明，确定选择 0 = 否或 8 = 无法评估。			
14. 睡眠呼吸暂停综合征	□ 0	□ 1	□ 8
如果临床医生有足够的证据表明受试者患有睡眠呼吸暂停综合征，即使已成功治愈，也选择 1 = 是；按本表开头的说明，确定选择 0 = 否或 8 = 无法评估。			
15. 快速动眼期睡眠行为障碍（RBD）	□ 0	□ 1	□ 8
如果临床医生有足够的证据表明受试者出现快速动眼期睡眠行为障碍（RBD），即使已成功治愈，也选择 1 = 是；按本表开头的说明，确定选择 0 = 否或 8 = 无法评估。			

16. 失眠症 / 不寐病	□ 0	□ 1	□ 8
如果临床医生有足够的证据表明受试者患有失眠症 / 不寐病，即使已成功治愈，也选择 1 ＝是；按本表开头的说明，确定选择 0 ＝否或 8 ＝无法评估。			
17. 其他睡眠障碍（具体说明）：____________	□ 0	□ 1	□ 8
如果临床医生有足够的证据表明受试者出现了除问题 14 和问题 16 以外的睡眠障碍，即使已成功治愈，也选择 1 ＝是。在指定空格处说明具体的睡眠障碍。按本表开头的说明，确定选择 0 ＝否或 8 ＝无法评估。			
18. 颈动脉手术：颈动脉血管成形术、颈动脉内膜剥脱术或支架植入术	□ 0	□ 1	□ 8
如果临床医生有足够的证据表明在过去 12 个月内受试者做过颈动脉血管成形术、颈动脉内膜剥脱术或支架植入术，选择 1 ＝是；按本表开头的说明，确定选择 0 ＝否或 8 ＝无法评估。			
19. 经皮冠状动脉介入治疗：血管成形术和（或）支架植入术	□ 0	□ 1	□ 8
如果临床医生有足够的证据表明在过去 12 个月内受试者接受过经皮冠状动脉介入治疗：血管成形术和（或）支架，选择 1 ＝是；按本表开头的说明，确定选择 0 ＝否或 8 ＝无法评估。			
20. 使用起搏器和（或）除颤器	□ 0	□ 1	□ 8
如果临床医生有足够的证据表明在过去 12 个月内受试者使用过起搏器和（或）除颤器，选择 1 ＝是；按本表开头的说明，确定选择 0 ＝否或 8 ＝无法评估。			
21. 心脏瓣膜置换或修复术	□ 0	□ 1	□ 8
如果临床医生有足够的证据表明在过去 12 个月内受试者做过心脏瓣膜置换或修复术，选择 1 ＝是；按本表开头的说明，确定选择 0 ＝否或 8 ＝无法评估。			
22. 抗体介导性脑病 22a. 指定抗体：________________	□ 0	□ 1	□ 8
如果临床医生有足够的证据表明在过去 12 个月内受试者患有过抗体介导性脑病，选择 1 ＝是；按本表开头的说明，确定选择 0 ＝否或 8 ＝无法评估。			
23. 上文未列出的其他医疗情况和手术方法 （如果有，具体说明）________________	□ 0	□ 1	
如果临床医生有足够的证据表明在过去 12 个月内受试者患有其他医疗情况或手术方法，选择 1 ＝是；按本表开头的说明，确定选择 0 ＝否。			

二、临床医生评估医疗情况表

ADC 名称：______________ 受试者 ID：______________ 填表日期：______________

访视序号：______________ 检查者姓名首字母：______________

说明：本表由内科医生、内科医生助理、护士或其他有资格的从业者填写。补充说明及举例见本节临床医生评估医疗情况操作指南。

医疗情况			
应依据所有可用信息回答以下的问题，包括此次访问期间取得的新诊断、以前的医疗记录、治疗过程、实验室检查和临床检查。			
1. 原发性或转移性癌症（不包括非黑色素瘤皮肤癌） □ 0 否（跳转至问题 2） □ 1 是，原发性 / 非转移性 □ 2 是，转移性 □ 8 无法评估（跳转至问题 2） 1a. 如果回答是，指明原发部位 ______________			
若存在下列任何状况（即使已成功治愈），请选择“是”。			
2. 糖尿病　□ 0 否 □ 1 是，1 型 □ 2 是，2 型 □ 3 是，其他类型（尿崩症、隐匿性自身免疫糖尿病 1.5 型、妊娠糖尿病） □ 9 无法评估 / 未知			
	否	是	无法评估
3. 心肌梗死	□ 0	□ 1	□ 8
4. 充血性心力衰竭	□ 0	□ 1	□ 8
5. 心房颤动	□ 0	□ 1	□ 8
6. 高血压	□ 0	□ 1	□ 8
7. 心绞痛	□ 0	□ 1	□ 8
8. 高胆固醇血症	□ 0	□ 1	□ 8
9. 维生素 B_{12} 缺乏症	□ 0	□ 1	□ 8
10. 甲状腺疾病	□ 0	□ 1	□ 8

若存在下列任何状况（即使已成功治愈），请选择“是”。			
	否	是	无法评估
11. 如果无法评估是否有关节炎，跳转至问题 12	□ 0	□ 1	□ 8
11a. 如果选择是，关节炎的类型为 □ 1 类风湿 □ 2 骨关节炎 □ 3 其他（具体说明）________ □ 9 未知			
11b. 如果选择是，详细检查关节炎的发作部位 11b1. □ 1 上肢 11b2. □ 1 下肢 11b3. □ 1 脊柱 11b4. □ 1 未知			
12. 尿失禁	□ 0	□ 1	□ 8
13. 大便失禁	□ 0	□ 1	□ 8
14. 睡眠呼吸暂停综合征	□ 0	□ 1	□ 8
15. 快速动眼期睡眠行为障碍（RBD）	□ 0	□ 1	□ 8
16. 失眠症 / 不寐病	□ 0	□ 1	□ 8
17. 其他睡眠障碍（具体说明）：__________________	□ 0	□ 1	□ 8
18. 颈动脉手术：颈动脉血管成形术、颈动脉内膜剥脱术或支架	□ 0	□ 1	□ 8
19. 经皮冠状动脉介入治疗：血管成形术和（或）支架植入术	□ 0	□ 1	□ 8
20. 使用起搏器和（或）除颤器	□ 0	□ 1	□ 8
21. 心脏瓣膜置换或修复术	□ 0	□ 1	□ 8
22. 抗体介导性脑病 22a. 指定抗体 __________________	□ 0	□ 1	□ 8
23. 上文未列出的其他医疗情况和手术方法 （如果有，明确说明）__________________	□ 0	□ 1	

中英文术语对照

阿尔茨海默病 (Alzheimer's disease, AD)
阿尔茨海默疾病中心 (Alzheimer's Disease Center, ADC)
阿尔茨海默病神经影像学计划 (Alzheimer's disease neuroimaging initiative, ADNI)
妇女健康促进计划 (women health initiative,WHI)
统一数据集 (uniform data set, UDS)
额颞叶变性 (frontotemporal lobe degeneration, FTLD)
美国国立卫生研究院 ((National Institutes of Health, NIH)
载脂蛋白 E(apolipoprotein E, ApoE)
简易精神状态检查 (mini-mental state examination, MMSE)
非处方 (over the counter, OTC)
短暂性脑缺血发作 (transient ischemic attacks, TIA)
皮质基底节变性 (corticobasal degeneration, CBD)
多系统萎缩 (multiple system atrophy, MSA)
创伤性脑损伤 (traumatic brain injuries, TBI)
快速动眼期睡眠行为障碍 (rapid eye movement sleep behavior disorder, RBD)
创伤后应激障碍 (post-traumaticstressdisorder, PTSD)
强迫症 (obsessive-compulsive disorder, OCD)
自闭症谱系障碍 (autism spectrum disorder, ASD)
注意力缺陷多动障碍 (attention deficit hyperactivity disorder, ADHD)
临床痴呆评定 (clinical dementia rating, CDR)
神经精神科调查问卷 (neuropsychiatric inventory, NPI)
简明神经精神科调查问卷 (neuropsychiatric inventory-questionnaire, NPI-Q)
老年抑郁量表 (the geriatric depression scale, GDS)
社会活动功能量表 (functional activities questionnaire,FAQ)
皮质下缺血性脑血管病 (subcortical ischemic vascular disease, SIVD)
皮质基底节综合征 (corticobasal syndrome, CBS)
蒙特利尔认知评估量表 (Montreal cognitive assessment, MoCA)
多语言命名测验 (MINT)
原发性进行性失语症 (primary progressive aphasia, PPA)
行为变异型额颞叶痴呆 (behavioural variant frontotemporal dementia, bvFTD)
轻度认知功能损害 (mild cognitive impairment, MCI)

路易体痴呆 (dementia with Lewy body, DLB) 或 (Lewy body demeortia, LBD)
单光子发射计算机断层扫描成像术 (single-photon emission computed tomography, SPECT)
正电子发射断层扫描成像术 (positron emission tomography, PET)
电子计算机断层扫描 (computed tomography, CT)
磁共振成像 (magnetic resonance imaging, MRI)
间碘苄胍 (metaiodoenzylguanidine, MIBG)
患者自控镇痛 (patient controlled analgesia, PCA)
遗忘型轻度认知功能损害：单领域 (aMCI SD)
遗忘型轻度认知功能损害：多领域 (aMCI MD)
非遗忘型轻度认知功能损害：单领域 (naMCI SD)
非遗忘型轻度认知功能损害：多领域 (naMCI MD)
脱氧葡萄糖 (fluorodeoxyglucose, FDG)
多巴胺转运体功能显像技术 (dopamine transporter scan, DAT scan)
脑血管疾病 (cerebrovascular disease, CVD)
淀粉样前体蛋白 (amyloid precursor protein, APP)
人类免疫缺陷病毒 / 艾滋病 (human immunodeficieny virus, HIV)
运动神经元病 (motor neuron disease, MND)
上运动神经元 (upper motor neurons, UMN)
心血管健康研究量表 (cardiovascular health study scale, CHS)
下运动神经元 (lower motor neurons, LMN)
中枢神经系统 (central nervous system, CNS)
脑脊液 (cerebrospinal fluid, CSF)
脑电图 (electroencephalo-graph, EEG)
进行性核上性麻痹 (progressive supranuclear palsy, PSP)
皮质基底节变性 (corticobasal degeneration, CBD)
白质高信号 (white matter nyperintensity, WMH)
创伤后失忆 / 脑损伤后遗忘 (post-traumatic amnesia, PTA)
创伤后应激障碍 (post-traumatic stress disorder, PTSD)

后　记

痴呆是发生在老年阶段的中枢神经系统原发性退行性病变，以记忆障碍、智力减退和行为人格退化为主要临床表现，严重影响病人的生活质量，对家庭和照料者的日常生活也产生了巨大的负担。

近年来，医学界对痴呆及认知功能损害的研究越来越重视，随着研究的深入，也取得了一定的进展，但在西医的研究过程中，针对该类疾病的发病机制及药物治疗上仍存在较多空白，且尚未发现明确的治疗手段及药物干预方法。中医有着几千年的历史沿革，相比于西医，更强调“未病先防，既病防变”的“治未病”理念，对早期介入、早期干预显然有着天然的优势，尤其在轻度认知功能损害阶段更有发挥作用的可能。那么如何发现异常、及早干预？这就是量表测量的功用所在，也是本书的意义所在。

本书的要旨，即通过量表的测量来及早发现病人的异常状态，试图为临床医生等从业人员提供有效帮助。轻度认知损害是介于认知功能正常到痴呆的过渡阶段，也是中医干预的最佳时期，与古典医籍中的“善忘”范畴有很多相似之处，现阶段，中医可实现的干预方法种类颇多，并在不断探索和完善，临床和研究中多以中药口服为主，针刺（包括普通针刺、头针、电针、耳针、腹针等），艾灸，敷贴，点穴及穴位埋线等中医特色疗法也发挥着重要的作用，有效案例也有很多，在轻度认知损害的治疗上中医无疑具有优势，但目前无论是在诊断上还是疗效判定上，中医尚未有系统的评价标准，那么如何在西医量表筛查的过程中有效地、完整地融合中医辨证施治的精髓，节省时间和精力，更好地为中医的干预治疗提供依据就显得尤为关键。从结合中医干预方法来看，制订一套完备的中医四诊信息、中医证候辨识或体质辨识的量表以供临床工作者参考，或许是接下来中医系统化介入这一领域的突破口，也将是我们未来工作的重点。

编　者

2021年5月